Thomas Schumacher

Warum ich nein zur Organspende gesagt habe

Thomas Schumacher

Warum ich **nein zur Organspende** gesagt habe

Fakten • Motive • Argumente

Thomas Schumacher

Warum ich nein zur Organspende gesagt habe
Fakten • Motive • Argumente

Bibliographische Information
der Deutschen Nationalbibliothek

Die Deutsche Nationalbibliothek verzeichnet diese Publikation in der Deutschen Nationalbibliographie; detaillierte bibliographische Daten sind im Internet über http://dnb.d-nb.de abrufbar.

Hergestellt in der Europäischen Union – Printed in EU

ISBN 978-3-942013-17-8 (Print)
ISBN 978-3-942013-18-5 (ebook)

www.pneuma-verlag.de

Inhalt

Einleitung

Organtransplantationen sind infolge fortgeschrittener medizinischer Fertigkeiten innerhalb gewisser Grenzen technisch beherrschbar geworden und haben sich seit drei Jahrzehnten als Normalität in den Kliniken etabliert. Im Jahr 2012 wurden in Deutschland bei 1.024 Spendern «postmortal» Organe zu Transplantationszecken entnommen. Bei jedem vierten aus der Gruppe jener Patienten mit einer Hirntod-Diagnose fand also eine Explantation statt. Dabei gibt es kaum einen anderen Bereich, der von einer ähnlich grundsätzlichen Kontroverse geprägt ist. In der Haltung zur Organentnahme scheiden sich die Geister.

Auf der einen Seite werben Politiker, «Überzeugte» und Interessenträger, allen voran die DSO, gezielt für mehr Organe. Das Aufkommen an Spenderorganen soll durch Vergrößerung des Pools an Organspendern erhöht werden. Zu diesem Zweck wurde 2012 das Transplantationsgesetz ergänzt und die Ausweitung der Organspende als Zielsetzung zum Ausdruck gebracht: «Ziel des Gesetzes ist es, die Bereitschaft zur Organspende in Deutschland zu fördern» (§1 Abs.1 TPG). Zu diesem Zweck wurde die «Entscheidungslösung» beschlossen, dass nunmehr alle Bürger durch die Krankenversicherungen regelmäßig zum Thema Organspende informiert und auf ihre Bereitschaft hin befragt werden, sich selbst zu Organspendern zu erklären.

Das Argumentationsmuster folgt einem abwägenden Kalkül: Kann man per Organtransplantation einem Kranken einen möglichst hohen Nutzen vermitteln, ohne dabei demjenigen, dem die Organe entnommen werden, einen Schaden zuzufügen? Viele Menschen bejahen dies. Auf dem mutmaßlich hohen Nutzen beruht die hohe grundsätzliche Akzeptanz für

Organtransplantationen in der Bevölkerung. Die Umfragen zeigen aber ebenso, dass die Menschen ihre Zustimmung davon abhängig machen, dass sie zum Zeitpunkt der Organentnahme definitiv tot sind, wie es das Gesetz vorschreibt.

Dass dies der Fall ist, bezweifeln jene, die das Hirntod-Konzept für nicht tragfähig halten, um auf dieser Basis einen Menschen für tot erklären zu können und ihm anschließend die Organe zu entnehmen. Für diese kritische Position gibt es seit der Jahrtausendwende zudem eine neue, stark gestützte Evidenz mit empirischer Grundlage.

Zudem hat die Beobachtung von überaus heftigen Stress-Symptomen beim Aufschneiden des Körpers und bei der Perfusion viele Ärzte nachdenklich gemacht: hochschießender Puls, massiver Anstieg des Blutdrucks, Ausschüttung von Stresshormonen, Bewegungen – Symptome wie sie bei heftigsten körperlichen Schmerzreaktionen auftreten. Wenn man die wahrnehmbaren Phänomene ernst nimmt, sind diese nicht auf die Ebene von automatischen «Reflexen» zu reduzieren, sondern stellen sehr wohl empirische Indizien dafür dar, die heftigen Reaktionen im Sinne zugefügten Schadens auszulegen.

Mit der fraglicher denn je gewordenen «Postmortalität» der Organentnahme und den Indizien dafür, dass dem Spender bei der Explantation tatsächlich ein erlittener Schaden zugefügt wird, kippt die ethische Abwägung: Einem Patienten auf der Warteliste einen Nutzen stiften, ohne dem Organspender einen Schaden zuzufügen – dieses Kalkül geht offenbar nicht auf.

Damit aber steht die ganze Praxis der Organentnahmen und Transplantationen in Frage, und die Kontroverse erhält eine massive Wucht.

Der nachfolgende Text will die Fakten und Argumente zeigen, die für eine tragfähige Beurteilung in biologisch-medizinischer und philosophischer Hinsicht erforderlich sind. Die ersten drei Kapitel stellen Grundlagen dar, was Leben, Tod, und Sterben bedeuten. In diese Grundlegung ist die Entwicklungsgeschichte des Lebens ebenso einbezogen wie die unterschiedlichen Ebenen des Lebendigen, von der einfachen Zelle bis zum komplexen höheren Organismus, in dem diese unterschiedlichen Ebenen verschränkt existieren. Im Ausgang von der Fülle an diversen Lebensformen wird deutlich, was Leben ausmacht. Auf dieser Basis wird problematisiert, wo die Grenzen zwischen Leben und Tod verlaufen.

Kapitel vier, fünf und sechs nehmen das Hirntod-Konzept in den Blick, zeigen die Hintergründe seiner Entstehung, seine Etablierung im Bereich der Medizin und der Rechtsordnung als Todeskriterium, die Auseinandersetzung um seine Tragfähigkeit und seine empirische Widerlegung, die Konsequenzen aus dieser neu erstarkten Evidenz und den verzweifelten Versuch von 2008 aus USA, das Hirntod-Kriterium zur Legitimation für die üblich gewordene Praxis der Organentnahme zu bewahren.

Vor dem Hintergrund des fraglicher denn je gewordenen Hirntod-Kriteriums und der geringen Zuverlässigkeit der konventionellen Tests zur Hirntod-Diagnose zeigt Kapitel 7 aktuelle Bestrebungen, den eingetretenen Tod als notwendige Bedingung für die Organentnahme fallen zu lassen, reflektiert die Todesauffassungen an der Schnittstelle von Biologie, Medizin und Philosophie und problematisiert die Grenzziehungen zwischen Leben und Tod.

Kapitel 8 beschreibt die heutige Praxis der Organentnahme, Mengengerüste und den Ablauf der Entnahme-Prozedur. Daran anschließend macht die Bewertung «Segen oder Fluch?» Vorbehalte, Einschränkungen und Kritik deutlich: Empfängerseitig unterstreicht die lebenslange Abstoßungsreaktion durch das Immunsystem die unaufhebbare Inkompatibilität zwischen einem transplantiertem Organ und dem Wirtsorganismus. Spenderseitig zielt die Kritik auf das Problem des bei der Organentnahme noch nicht hinreichend eingetretenen Todes, auf die Aporie eines dissoziierten Todesverständnisses und auf die ernstzunehmenden Anzeichen, dass der Spender bei der Organentnahme einen zugefügten Schaden erleidet. Implikationen auf der Ebene des Menschenbildes runden die Darstellung ab.

Am Ende des Buches steht als zusammenfassendes Fazit ein klares «nein zur Organspende» in Form einer begründeten und hoffentlich überzeugenden Position, dass es aus Achtung vor dem Leben eines Menschen nicht legitim ist, die Organe aus seinem Leib zu entnehmen, der zu jenem Zeitpunkt noch immer ein Sterbender und kein Leichnam ist.

Kapitel 1

Was bedeutet Leben?

Vielfalt der Lebensformen

Was Leben ausmacht, findet sich in höchst variantenreicher Weise in den unterschiedlichen Arten von Lebewesen verwirklicht. Wie viele Arten des Lebendigen es derzeit überhaupt gibt oder im Verlauf der Erdgeschichte gegeben hat, darüber lässt sich nur mutmaßen. So hat der Mensch trotz aller planvollen Suche bis heute erst einen kleinen, wenn auch immer größer werdenden Teil der Lebensformen auf der Erde entdeckt.

Jedes Jahr werden etwa 18.000 neue Arten bestimmt und klassifiziert, die vom International Institute for Species Exploration ausgewiesen werden, davon zur Hälfte Insekten. Die Verzeichnisse mit den Namen der bekannten Arten werden nunmehr seit 1753 für Pflanzen und seit 1758 für Tierarten permanent fortgeschrieben, revidiert und komplettiert. Der Abgleich der Daten ist wichtig, weil häufig mutmaßlich neu entdeckte Arten bei näherem Hinsehen dann doch einer bereits bekannten Art zuzurechnen sind. Zudem sind die Grenzen für neue Arten nicht immer trennscharf zu ziehen. Bis zu welchem Punkt reichen Genvariationen innerhalb einer Art, ab wann liegt eine neue Unterart vor – wenngleich diese genetisch noch kompatibel mit anderen Artvertretern sind. Erst ab einer gewissen genetischen Differenz, ab der die betreffenden Individuen nicht mehr mit Vertretern der eigenen Abstammungs-Art genetisch kompatibel sind, ist die Grenze zu einer neuen Art überschritten. Wo diese exakt verläuft, bedarf meist eingehender Untersuchungen. Zudem ist die Artenvielfalt ständig in einem gewissen natürlichen Fluss, da es permanent

DNA Veränderungen in den einzelnen Organismen gibt und einige wenige davon auch artbildend wirksam werden. Die Encyclopedia of Life (www.eol.org) stellt nach und nach für jede bekannte Spezies Informationen im Internet zur Verfügung. Dank ZooBank.org ist jede neu entdeckte Tierart sogleich Teil des allgemein zugänglichen Wissens. Die Global Biodiversity Information Facility (GBIF.org) macht die weltweit vorhandenen Datensätze zugänglich, und die Biodiversity Heritage Library (biodiversitylibrary.org) bereitet historische Datensätze auf.

Während der 70er Jahre meinte man gut die Hälfte der existierenden Arten zu kennen. Auf der Basis von 1,5 Mio bekannten Tier- und Pflanzenarten ging man von einer Gesamtzahl von 2 bis 3 Mio aus. Bei der gezielten Suche nach neuen Arten im tropischen Regenwald, besonders in den Baumkronen stießen die Forscher jedoch sehr schnell auf sehr viele neue Käferarten. Der Biologe Terry Erwin zählte etwa 1.100 Käferarten pro Baumart, wobei etwa 600 von diesen Käferarten nur auf jeweils einer einzigen Baumart vorkommen. Nun aber gibt es etwa 50.000 verschiedene Baumarten in den tropischen Regenwäldern. Das Reservoir an existierenden Lebensformen scheint unausschöpflich.

Klar ist, dass die bisher bekannt gewordenen 1,9 Mio Spezies nur einen Bruchteil der Gesamtmenge an existierenden Arten darstellen. Während man die meisten Säuge- und Wirbeltiere bereits kennen dürfte, sind bei den Insekten wohl erst 10 bis 15% bekannt. Unter den Wissenschaftlern gilt eine Größenordnung von etwa 10 Mio Tier- und Pflanzenarten als realistisch, darunter 95% Insekten. Erst 25.000 Arten haben vom Menschen bis heute einen Namen erhalten.

Über die horizontale Vielfalt hinaus ist Leben auch in unterschiedlichen Komplexitäts- und Organisationsgraden verwirklicht. Neben den Tier- und Pflanzenarten ist die Anzahl an Mikroorganismen beträchtlich. Schätzungen reichen von einigen Zehnmillionen bis zu etlichen Milliarden Arten. Insgesamt ergibt sich eine gigantische Vielfalt an unterschiedlichen Lebensformen, die auf der Erde leben.

Jeder einzelne Vertreter seiner Art stellt ein Lebendiges dar, für welches das Kriterium Leben erfüllt ist. Zwischen all diesen mannigfachen Lebewesen lassen sich gewisse Gemeinsamkeiten oder Ähnlichkeiten ausmachen, aus denen die Biologie Kennzeichen von dem, was Leben charakterisiert, festzumachen sucht. Grundlegend ist dabei die Feststellung, dass alles auf der Erde bekannte Leben zellartig (oder zumindest zellähnlich) aufgebaut ist, d.h. in einzelnen Zellen unterschiedlicher Organisationsgrade oder – wie im Fall komplexer integrierter (sog. «höherer») Organismen – aus bestimmten Makrokonstellationen von Zellen besteht.

einfaches zelluläres Leben

Die einfachsten und erdgeschichtlich frühesten Zellen stellen die sog. Prokaryoten dar, zu denen die Bakterien und Archaeen gerechnet werden. Prokaryoten stellen bereits insofern eine Einheit, als die prokaryotische Zelle durch eine Membran von ihrer Umwelt abgetrennt ist und so eine eigene Kontur aufweist, die eine Barriere zwischen außen und innen darstellt, einen chemischen Reaktionsraum abgrenzt und die Herausbildung eines eigenen Milieus im Inneren des umschlossenen Raums (Zellplasma) ermöglicht. Die nur wenige Nanometer dicke Membran aus Phospholipiden, die je nach Bakterientyp unterschiedlich aufgebaut ist, bildet eine wirksame Barriere für die meisten Moleküle. Bei den erdgeschichtlich sehr alten Prokaryoten vom Typ der Archaeen, deren Membran anstelle von Fettsäuren aus Alkoholen besteht, wird durch die Membran sogar ein Leben unter äußeren extremen Bedingungen wie z.B. unter hohen Salzkonzentrationen oder unter sehr hohen Temperaturen (Geysire, Vulkane) ermöglicht.

Die Eigenschaft von Phospholipiden mit einem hydrophilen Kopfteil und einem hydrophobem Schwanz begünstigt eine räumliche Anordnung der Lipide zum Aufbau einer Membran, bei der die hydrophilen Seiten der Phospholipide nach außen, die hydrophoben Seiten nach innen zeigen, so dass daraus eine Doppelmembran hervorgeht, welche wegen ihrer hydrophoben Innenseite nahezu undurchlässig nur in eine Richtung durchlässig ist für diffundierende wasserlösliche Moleküle und Ionen wie z.B. K^+, Mg^{++} oder Cl^- oder ungeladene Moleküle wie z.B. Fettsäuren. Ein Transport durch die Membran kann in diesen Fällen nur mithilfe bestimmter Proteine in der Membran und damit selektiv bzw. aktiv unter Energieaufwand erfolgen. Kleine lipophile Moleküle wie z.B. CO_2 können durch die Doppelmembran diffundieren, da die hydrophobe Innenseite der Membran für diese nicht hinderlich ist.

Innerhalb des durch die Membran abgegrenzten Innenbereichs der prokaryotischen Zelle, in einem eigenen gegenüber der Umwelt abgeschirmten Milieu, befinden sich alle Zellbestandteile im Plasma frei schwimmend. Weder gibt es in Prokaryoten einen Zellkern noch spezialisierte Organellen. Prokaryoten weisen einen sehr einfachen Organisationsgrad auf. Im Plasma gelöst befindet sich das Erbgut in Form eines ungeschützten DNA-Moleküls sowie 20-30 nm kleine RNA-Kügelchen (vgl. Ribosome), die Proteine synthetisieren können. Weitere spezialisierte Zellorganellen gibt es bei Prokaryoten nicht. Die DNA der Prokaryoten verfügt über keinerlei Stabilisierungsproteine (Histone). Sie besteht aus einem einzigen Molekül, welches nicht in Chromosomen organisiert ist. Transkription und Translation der DNA finden innerhalb des Plasmas statt. Auf der Ebene der Prokaryoten ist – im Unterschied zu den erdgeschichtlich noch älteren Protobionten – also bereits ein Stadium gegeben, welches **Reproduktion** durch Zellteilung und insofern Fortbestand der eigenen Lebensform ermöglicht.

Innerhalb der Membran der Prokaryoten finden je nach Zelltyp unterschiedliche **Stoffwechselvorgänge** statt, durch deren chemische Reaktionen im Ergebnis Energie freigesetzt wird, die für weitere chemische Reaktionen zur Verfügung steht. Je nach Erdalter und Lebensraum der Zellen auf der Erde sind dies Stoffwechsel-Formen wie Stickstoff-Fixierung, Gärung, Photosynthese und ab einem späteren erdgeschichtlichen Zeitraum auch Atmung. Die ältesten bislang entdeckten fossilen Bakterien, die 1978 in Südafrika als Einschlüsse im Gestein gefunden wurden, weisen ein Alter von ca. 3,4 Mrd. Jahren auf. Zu jener Zeit war die Erdatmosphäre noch fast völlig frei von molekularem Sauerstoff. Die erste Atmosphäre der Erde, die vor etwas mehr als 4 Mrd Jahren entstand, war durch den starken Vulkanismus jener Zeit geprägt und bestand zu ca. 80% aus Wasserdampf, zu 10% aus CO_2, zu 7% aus Schwefelwasserstoff und zu geringen Mengen aus Stickstoff N_2, Wasserstoff H_2, Kohlenmonoxid, Methan, Helium und Ammoniak. Sauerstoff war in jener Epoche nicht Bestandteil der Atmosphäre. Erstmit fortschreitender Abkühlung der Erde kondensierte der Wasserdampf in einem etwa 40.000 Jahre langen Dauerregen und ließ so Ozeane aus flüssigem Wasser entstehen. Die nun ungehinderter bis zur Erdoberfläche vordringende UV-Strahlung führte in erheblichem Umfang zur Aufspaltung von Wasser, Methan und Ammoniak unter Freisetzung von CO_2 und Stickstoff. Die Entwicklung dieser erdgeschichtlich zweiten Atmosphäre war vor ca. 3,4 Mrd Jahren abgeschlossen. Unter derartigen Bedingungen waren prokaryotische Zellen bereits in der Lage, bestimmte Stoffwechselprozesse zu vollziehen.

Cyano-Bakterien (früher fehlerhaft klassifiziert und unter dem Namen Blaualgen bekannt) waren seit dem präkambrischen Archaicum – und sind auch heute noch – in der Lage, aufgrund bestimmter Farbstoffe, sogenannter Phycobiline, unter Einsatz von aus dem Sonnenlicht gewonnener Energie (Photosynthese) Stickstoff (N_2) mit Kohlenwasserstoffen wie

Methan (CH_4) zu Stoffwechselprodukten u.a. Ammonium reagieren zu lassen. Cyano-Farbstoffe wie Phycoerythrin können im Unterschied etwa zum Chlorophyll Spektralbereiche von 500 bis 600 nm nutzen und somit Photosynthese auch in Bereichen schwachen Lichteinfalls wie etwa in Tiefenschichten unter Wasser ermöglichen. Cyano-Bakterien waren ebenso in der Lage, Photosynthese unter Freisetzung von Sauerstoff zu betreiben. Dieser verblieb zunächst jedoch innerhalb der Ozeane und reagierte direkt mit im Ozean gelöstem zweiwertigem Eisen, welches ausgefällt wurde und sich am Meeresboden ablagerte, oder mit Schwefelwasserstoff.

Erst als die Konzentration dieser Reaktionspartner infolge des bis dahin freigesetzten Sauerstoffs bereits stark gesunken war, reicherte sich vor ca. 2,3 Mrd Jahren Sauerstoff auch in den Ozeanen an und entwich von dort in die Atmosphäre, was den Beginn des Proterozoicum markierte. Infolgedessen stieg der Sauerstoffgehalt in der Erdatmosphäre bis auf ca. 3% vor einer Mrd Jahre an. Seit etwa 1,5 Mrd Jahren kommen **a**eroben Zellen mit oxidativem Energiestoffwechsel auf der Erde vor. Viele der bis zum Aufkommen der Sauerstoff-Atmosphäre existierenden **an**aeroben Lebensformen wurden durch den freien Sauerstoff getötet oder in Nischen verdrängt – zugunsten der aeroben Lebensformen, die fortan mit oxygenem Stoffwechsel eine um den Faktor 10 ergiebigere Energiequelle nutzen konnten, als den Lebewesen mit anaerobem Stoffwechsel zur Verfügung stand. Mit dem weiteren Anstieg des Sauerstoffgehalts, (in der Spitze bis auf 35%, wurde in hohen Atmosphärenschichten Ozon gebildet, welches UV-Strahlung von der Erdoberfläche fernhält und so die Ausprägung von Leben außerhalb der Ozeane sowie die Entwicklung komplexerer Makromoleküle begünstigt hat, die ansonsten durch die UV-Strahlung beschädigt oder zerstört worden wäre.

Prokaryoten stellen nicht nur die erdgeschichtlich ältesten, sondern auch die heute noch am häufigsten vorkommenden Lebensformen auf der Erde dar. Schätzungen gehen von einer

Menge in der Größenordnung von 10^{30} Prokaryoten-Zellen aus, deren Artenanzahl auf mehrere Zehnmillionen oder gar Milliarden geschätzt wird. Prokaryoten kommen heute überwiegend als Bodenbakterien in Bodenschichten innerhalb der ersten Meter unter der Erdoberfläche und des Ozeanbodens vor.

Merkmale von Leben im biologischen Sinn lassen sich also bereits im Hinblick auf wesentliche Eigenschaften der Prokaryoten anhand einiger grundlegender Kennzeichen beschreiben:

- Leben ist zellulär: Ein Lebendiges ist stets ein Konkretes, dem eine bestimmte (abgrenzbare) Einheit zukommt. Die Membran gibt der Zelle eine Kontur und somit eine bestimmte Gestalt, grenzt einen Innenbereich gegenüber außen ab, begünstigt aufgrund selektiver Diffusion und aktivem Transport im Inneren ein eigenes Milieu, in abweichender Konzentration von der Umgebung, und grenzt einen separierten, eingeschränkten Raum für chemische Reaktionen mit erhöhten Reaktionswahrscheinlichkeiten ab.
- Stoffwechsel (Metabolismus): In einer lebenden Zelle finden Stoffwechselprozesse mit einer gewissen Stetigkeit zumindest über einen bestimmten Zeitraum statt, d.h. (bio-)chemische Reaktionen als Abbau-, Umbau- und Aufbauprozesse von Molekülen einschließlich der möglichen Aufnahme von Stoffen aus der Umgebung und der Abgabe von Reaktionsprodukten an die Umgebung.
- Reproduktion: Das Lebendige kann weitere Lebendige nach Art seiner eigenen Lebensform hervorbringen und so den Fortbestand der eigenen Art durch Reproduktion seiner selbst (z.B. durch Zellteilung) ermöglichen. Hierzu wird ein bestimmter Mechanismus in Gang gesetzt, welcher die Übertragung eines biochemischen Erbguts vollzieht (z.B. Transkription, Translation).

komplexeres zelluläres Leben

Bereits auf der Ebene der Prokaryoten sind also die wesentlichen Merkmale von Leben gegeben, welche die Biologie beschreibt. Eine im Vergleich zu den Prokaryoten und den Archaebakterien komplexer organisierte und ausdifferenziertere Organisationsform stellen die Eukaryoten dar, welche die dritte Domäne bilden, in die alles auf der Erde bekannte Leben sich einteilen lässt. Auch alle komplexer integrierten Lebensformen wie Pflanzen, Tiere und Pilze bestehen aus Zellen vom Typ der Eukaryoten. Eukaryoten sind nicht aus Prokaryoten oder Archaebakterien hervorgegangen, weisen aufgrund ähnlich organisierter Transkription und Translation aber partielle Analogien zu den Archaebakterien auf und haben mit diesen wahrscheinlich gemeinsame Vorfahren assimiliert.

Eukaryoten unterscheiden sich von Prokaryoten durch die Existenz eines Zellkerns (von diesem leitet sich ihre Bezeichnung ab), durch ihre Größe sowie durch einen insgesamt wesentlich differenzierteren Organisationsgrad. Das im Vergleich um den Faktor 100 bis 10.000 größere Volumen der Eukaryoten ist durch ein komplexes Membransystem in mehrere Kompartimente unterteilt. Der Transport zwischen den Kompartimenten erfordert ein hohes Maß an (Selbst-)Organisation. Zu diesem inneren Membransystem gehören sowohl ein ganzes Netz an membranumschlossenen Kanälen (Endoplasmatisches Reticulum), kleine Vesikel-Blasen als Reaktionsräume, Vorratsräume und für den Transport (Vakuole, Endosome, Lysosome, Golgi Apparat). Eine Art Skelett aus dünnen, Proteinstrukturen (Zytoskelett) stabilisiert die Zelle, verleiht ihr eine bestimmte Form und kann durch leicht auf- und abbaubare Mikrotubuli eine gewisse Bewegung der Zelle bzw. bei einigen Zelltypen eine Fortbewegung in flüssiger Umgebung ermöglichen.

Diese und weitere spezielle Zell-«Organe», sog. Organellen nehmen spezifische Zellfunktionen wahr und unterstreichen den hohen inneren Organisationsgrad der eukaryotischen Zellen im Vergleich zu den Prokaryoten. So ist z.B. die eukaryotische Zellmembran aufgrund eingelagerter und angedockter Proteine in der Lage, einen weitgehend selektiven (analog zu Schlüssel und Schloss) Transport von Molekülen und Ionen sowohl in die Zelle hinein sowie aus der Zelle heraus zu gewährleisten. An die Membran angelagerte Ionen innen und außen bedingen ein chemisches Potential. Durch elektrochemische Gradienten wird z.B. der Austausch von Ionen gesteuert. Rezeptoren an der Auenseite ermöglichen das Andocken von Molekülen und auf diese Weise die Übermittlung von Signalen als «Information» in die Zelle.

Insbesondere die Gene sind in der eukaryotischen Zelle erheblich umfangreicher und komplexer organisiert als in Prokaryoten. Die DNA befindet sich in einem durch eine eigene Doppelmembran abgetrennten Bereich, dem Zellkern. Dieser stellt das am frühesten entdeckte Unterscheidungsmerkmal der eukaryotischen Zelle dar, die Existenz des Zellkerns ist bereits seit drei Jahrhunderten bekannt. Die DNA, die beim Menschen aus 3,2 Mrd Basenpaaren besteht, welche etwa 24.000 Gene kodieren, liegt in Form zweier paarweise arangierter Einzelstränge als Doppelhelix vor, welche um zahlreiche Proteine angeordnet, dabei räumlich zusammengefaltet und auf diese Weise stabilisiert wird. Auseinandergefaltet käme die menschliche DNA auf eine Länge von ca. 2m. Diese liegt im Zellkern jedoch um den Faktor 10^4 verdichtet vor und ist überdies in Form fragmentierter Einheiten auf Chromosomen ungleichmäßig verteilt. Beim Menschen gibt es 46 Chromosomen, beim Hund 78 und lediglich 8 bei der schwarzbäuchigen Tau- oder Fruchtfliege Drosophila. Die Doppelmembran isoliert die DNA von den übrigen Zellbereichen und erhöht ihnen Bestandsschutz. Durch Poren findet ein selektiver Austausch zwischen Kern und Zellplasma sowie den Organellen statt. Im Rahmen der Transkription etwa wird mRNA in die Ribosomen der Zelle zur Proteinsynthese übertragen. Vom

Zellplasma gelangen u.a. spezielle Proteine in den Kern, die Steuerungsprozesse bewirken.

Entwicklungsgeschichtlich ist der Zellkern aus einer im Inneren der (Wirts-)Zelle in Symbiose d.h. endosymbiontisch lebenden, später assimilierten prokaryotischen Zelle hervorgegangen, welcher innerhalb der (Wirts-)Zelle in dieser Symbiose eine spezialisierte Funktion für die Zelle zugewachsen ist. Kennzeichen für diesen Ursprung hierfür ist die Doppelmembran, deren innerer Teil prokaryotischer Herkunft ist, während der äußere Teil der Membran auf die (Wirts-)Zelle zurückgeht. Ähnliches gilt neben dem Zellkern auch für die Mitochondrien und speziell in Pflanzenzellen für die Chloroplasten, die entwicklungsgeschichtlich jeweils aus ehemals eigenständigen Prokaryoten hervorgegangen sind. Beide Organelltypen verfügen ebenso wie der Zellkern über eine eigene Doppelmembran. Beide verfügen ebenso über eigenes Erbgut, welches wie in Prokaryoten ringförmig aufgebaut ist. Daher werden sie als semiautonome Organellen bezeichnet, da sie sich eigenständig durch Teilung reproduzieren und so gewissermaßen ein Mittleres zwischen einerseits eigenständigen symbiontischen Zellen und andererseits integrierten Organellen im Hinblick auf eine übergeordnete (Wirts-)Zelle darstellen. Es besteht ein zugleich quasi-symbiontisches sowie ein integriertes Verhältnis, das nicht eindimensional aufgelöst werden kann.

Die DNA der Mitochondrien in den menschlichen Körperzellen besteht aus 16.569 Basenpaaren, wodurch 37 Gene codiert werden. Mitochondrien kommt eine Schlüsselrolle im Energiestoffwechsel der Zelle zu, da sie den für diverse biochemische Reaktionen in den Zellen erforderlichen Energieträger ATP synthetisieren. Darüber hinaus stellen Mitochondrien einige eigene Stoffwechselprodukte wie z.B. Eisen-Schwefel-Verbindungen bereit, die für einige Enzymreaktionen in der Zelle unabdingbar sind. Durch die Integration von Mitochondrien-Vorläufer-Zellen in eine Wirtszelle wurde es für diese überhaupt erst möglich, Stoffwechsel auf aerobe Weise d.h. auf der Basis von Sauerstoff zu betreiben. Dies bedeutete einen doppelten Vorteil gegenüber anaeroben Zellen: Mit dem signifikanten Anstieg des Sauerstoffgehalts in der Erdatmosphäre (vgl. S.14) waren Zellen mit Sauerstoff-Stoffwechsel erheblich besser an die Umgebungsbedingungen angepasst als anaerobe Zellen, für welche der oxidierende Sauerstoff unverträglich ist. Darüber hinaus stellt der Sauerstoff-Stoffwechsel eine zehnfach ergiebigere Energiequelle dar, was für einige spezialisierte Zellen mit hohem Energieumsatz Vorbedingung für ihre Leistungsfähigkeit innerhalb des Organismus ist. Dies betrifft insbesondere auf Nervenzellen und auf Muskelzellen zu. Der menschliche Herzmuskel besteht sogar zu ca. 30% aus Mitochondrien.

Auch die Chloroplasten, die entwicklungsgeschichtlich aus ehemals eigenständigen Prokaryoten hervorgegangen sind, verfügen über eine Doppelmembran, eigene DNA und auch über eigene Ribosomen zur Proteinsynthese. Chloroplasten sind charakteristisch für Pflanzenzellen. In ihnen finden die als Photosynthese bezeichneten chemischen Reaktionen statt. Dabei werden sowohl Kohlendioxid als auch Wasser unter Einsatz der aus dem Licht nutzbar gemachten Energie aufgespaltet und zu Glucose mit gespeicherter chemischer Energie und zu Sauerstoff verstoffwechselt, welcher in die Umgebung abgegeben wird:

$$6\,CO_2 + 6\,H_2O + \text{Lichtenergie} \Rightarrow C_6O_6H_{12} + 6\,O_2$$

In Variation hierzu findet sich bei einigen Arten auch heute noch eine einfachere Form der Photosynthese, bei der anstelle von Wasser Schwefelwasserstoff aufgespaltet wird und daraus resultierend Glucose und Schwefel statt Sauerstoff abgegeben werden. Die in innere Membranen eingelagerten Pigmente sind in der Lage, Licht bestimmter Wellenlängen zu absorbieren und diese Energie in chemisch gebundene Energie in Form von ATP umsetzen. Entwicklungsgeschichtlich sind Cyanobakterien in das Innere von eukaryotischen Zellen gelangt. Aus einer Endosymbiose ist schließlich eine funktionale Integration erwachsen. Die daraus hervorgegangenen eukaryotischen Algen waren Vorläufer für alle Pflanzenarten.

Leben in Form fortgeschrittener Organisationsgrade

Leben ist aus biologischer Perspektive äußerst vielgestaltig zu beschreiben. Von den einfachsten Formen des Lebens her sind bereits Grundeigenschaften des Lebendigen deutlich geworden.

Gemeinsam ist allen bekannten Formen des Lebens auf der Erde, dass sie zellulär d.h. als Zellen oder zumindest zellähnlich oder zellbezogen organisiert sind. Das Lebendige besteht in und aus Zellen, und ist selbst in den Randbereichen (z.B. Viren, Sporen) quasi-zellulär d.h. von der Zelle her oder auf die Zelle hin organisiert.

Gemeinsam basiert die der Funktionsweise aller Zellen zugrunde liegende Biochemie insbesondere auf den Elementen Wasserstoff, Sauerstoff, Kohlenstoff, Stickstoff, Schwefel und Phosphor. Den größten Anteil in den Lebewesen macht Wasser aus, eine herausragende Bedeutung kommt Kohlenstoff, Wasserstoff und Sauerstoff in Form von Kohlenwasserstoffverbindungen zu – den sog. organischen Verbindungen, die von einfachen Kohlenwasserstoffen bis hin zu Makromolekülen reichen, welche in der anorganischen Chemie keine Rolle spielen. Das Element Phosphor ist wesentlicher Bestandteil in der DNA/RNA und unverzichtbar für den existierenden Energiestoffwechsel. Mengenmäßig von nachgeordneter, aber dennoch unverzichtbarer Bedeutung sind die Mineralien Magnesium, Kalium, Natrium, Calcium und Eisen. Nur in kleinsten Spuren kommen Chlor, Jod, Kupfer, Selen, Kobalt, Molybdän und einige weiter Elemente vor (Spurenelemente). Allerdings sind diese für die Zellfunktionen essentiell. Hingegen kommt den Elementen Aluminium und Silizium, welches in großen

Mengen z.B. als Sand in der Erdkruste vorkommt, keine wesentliche Funktion für die Zelle zu.

Alle auf der Erde bekannten (Zell-)Lebensformen lassen sich in drei Domänen des Lebendigen unterscheiden: in die prokaryotischen Bakterien, in die Archaeen sowie in die entwicklungsgeschichtlich später anzusetzenden Eukaryoten, welche durch eine komplexere, ausdifferenziertere Organisationsform hinsichtlich Aufbau und biochemischen Abläufen charakterisiert sind. Bei den Eukaryoten stellen sich bereits auf der Ebene der einzelnen Zelle Übergänge und Abgrenzungen dahingehend fließend dar, insofern einzelne zentrale Funktionsbereiche der Eukaryoten aus zunächst endosymbiontisch lebenden, später assimilierten prokaryotischen Zellen hervorgegangen sind, denen innerhalb der (Wirts)-Zelle in Symbiose eine spezialisierte Funktion zugewachsen ist. Dies betrifft den Zellkern, welcher die höchste Steuerungsinstanz der Zelle darstellt; es betrifft die Mitochondrien, welche die Energieversorgung der ganzen Zelle bereitstellen; und es betrifft bei Pflanzenzellen die Chloroplasten, die ein Teilspektrum des Lichts energetisch erschließen und in chemische Bindungsenergie überführen. Sichtbares Zeichen der symbiontischen Herkunft bei Zellkern, Mitochondrien und Chloroplasten ist die Doppelmembran. Ihre Eigenständigkeit ist insofern erhalten geblieben, als neben dem Zellkern auch Mitochondrien und Chloroplasten über eigene DNA verfügen und sich eigenständig durch Teilung reproduzieren – freilich innerhalb der (Wirts-)Zellen, weshalb sie als semiautonome Organellen bezeichnet werden, was sowohl ihre Funktion für die Gesamtzelle als auch ihre biologische Eigenständigkeit zum Ausdruck bringt: sowohl integraler Bestandteil der Gesamtzelle als auch quasi-symbiotisch eigenständig zu sein, ohne dass dieses Spannungsverhältnis in eine Richtung aufzulösen wäre: endosymbiontische Viel-Einheit.

Vielfältige Bezüge zwischen einzelnen Zellen sind bereits auf der Ebene einiger Einzeller zu beobachten. Zu den Einzellern gehören die meisten Bakterienarten, die Archaeen und einige Pilzarten. Einige Arten von Einzellern, die von einer gemeinsamen Mutterzelle abstammen, bilden Kolonien in Form loser Zellverbände (z.B. Volvox, Zynura), die einerseits nicht funktional in die Einheit einer übergeordneten Lebensform integriert sind, keinen gemeinsamen Stoffwechsel oder andere organelle Funktionsteilungen haben, die andererseits aber doch mehr als nur nebeneinander existieren, sondern in einer gewissen Koexistenz aufeinander bezogen sind. Einige Zellverbände besitzen aufgrund ihrer Abstammung eine gemeinsame Gallerthülle oder werden durch extrapolierte Zellwände der Mutterzelle in Gemeinschaft gehalten. Und wiederum einige andere vormals unabhängig voneinander existierende und frei bewegliche Zellen bilden schließlich einen Aggregationsverband (z.B. Chlorococcus).

Einige Cyanobakterien bilden miteinander Kolonien mit gemeinsamer Schleimhülle, wobei einige Zellen spezialisierte Funktionen innerhalb der Kolonie wahrnehmen: einige führen mithilfe der Chloroplasten Photosynthese durch, andere innerhalb der Kolonie sind darauf spezialisiert, Stickstoff in eine für die Zelle verwertbare Form zu verarbeiten. Bei ersteren findet weiterhin Zellteilung statt, bei letzteren nicht. Auch bei einigen Algenarten finden sich Kolonien, in denen einzelne Zellen funktionale Schwerpunkte für die Kolonie wahrnehmen und bereits dahingehend differenziert sind. Übergänge zwischen einzelliger und mehrzelliger Lebensform finden sich auch bei einigen Pilzen (z.B. Schleimpilze, Ciliaten), die teilweise Zellen mit mehreren Kernen besitzen (Synzytien). Zwischen Einzellern und Vielzellern gibt es gewisse Übergangsformen z.B. bei Grünalgen zu beobachten.

Vielzellige Lebensformen stellen eine integrierte Lebensform mit ausgeprägten funktionalen Schwerpunkten von bestimmten Zellen dar, worin sie sich von Kolonien bildenden Zellenverbänden aus Einzellern unterscheiden. Aufgrund funktionaler Spezialisierungen sind Aufgabenteilungen zwischen den einzelnen Zellen zu beobachten. So erfolgt die Reproduktion des Vielzellers als eines Ganzen im Rahmen einer zellübergreifenden komplexen Organisationsform, und nicht mehr in Form von Zellteilungen auf der Ebene der Einzelzellen.

In einem vielzelligen Lebewesen existieren mehrere lebendige Zellen integriert, ohne dass diese Zellen aufhören würden, auch als einzelne jeweils eine lebendige Zelle zu sein. Zu den erdgeschichtlich frühesten Vielzellern gehörten zur Zeit des Proterozoikum Cyanobakterien und Grünalgen. Komplexere Vielzeller mit komplexeren Graden an funktionaler Differenzierung sind entwicklungsgeschichtlich vor ca. 600 Mio Jahren anzusetzen.[1]

Auch unter den Bakterien gibt es einige wenige prokaryotische Vielzeller mit einfachem Organisationsgrad. Dies ist jedoch die Ausnahme, da die meisten Bakterien Einzeller sind. Die meisten Vielzeller jedoch bestehen aus komplexeren und spezialisierten eukaryotischen Zellen. Die Biologie unterscheidet unter den Eukaryoten sechs Ordnungen:[2] darunter die Amöben-Einzeller, die sog. Opisthokonten, wozu u.a. alle vielzelligen Tiere und Pilze gezählt werden, weiterhin die zur Photosynthese fähigen Archaeplastiden, zu denen die Pflanzen gerechnet werden, die Algen (Chromalveolata) und einige weitere, wobei diese Klassifizierung insgesamt durchaus umstritten ist.

Auf der Erde findet sich ein weites Spektrum ganz unterschiedlicher Arten von integrierten Zellverbänden. Leben im biologischen Sinn ist in unterschiedlichen Komplexitäts- und Organisationsgraden verwirklicht. Auch alle komplexer integrierten (sog. «höheren») Lebensformen wie Pflanzen, Tiere und Pilze bestehen aus Zellen vom Typ der Eukaryoten. Aufgrund unterschiedlicher Entwicklungspfade sind bereits auf Zellebene markante Unterschiede festzustellen. Pflanzenzellen verfügen über Plastiden, ebenso wie Pilzzellen. Allerdings finden sich nur in den Pflanzenzellen grüne Farbstoffe; nur Pflanzenzellen können Photosynthese betreiben, nicht jedoch Pilzzellen. Tierische Zellen verfügen überhaupt nicht über Plastiden. Bei Pflanzenzellen sind die Außenmembranen durch Zellulose zu Zellwänden verstärkt, bei Pilzzellen sind Zellwände aus Chitin aufgebaut; bei einigen Pilzarten aber sind überhaupt keine Zellwände vorhanden. Auch tierische Zellen haben keine Zellwände, sondern lediglich eine dynamische Doppelmembran. Als Stoffwechselprodukt setzen Pflanzenzellen Stärke frei, Tier- und Pilzzellen hingegen Glykogen.

ineinander verschränkte Ebenen von Leben

Bei Tieren geht die Komplexität des Organisationsgrads über jene der Pflanzen und Pilze hinaus. So bestehen tierische Organismen nicht nur aus spezialisierten Zellen und Geweben, wie dies bei Pflanzen und Pilzen der Fall ist. Im tierischen Organismus sind Zellen überdies in verschiedene Gewebe differenziert und in Organen sowie Organsystemen organisiert sowie auf deren Funktionsweise hin spezialisiert.

Leben ist hier in unterschiedlichen Ausprägungen auf verschiedenen Organisationsebenen wie Zellen, Geweben, Organen, Organsystemen und auf der Ebene eines Gesamtorganismus verwirklicht. Grundbaustein des Lebendigen ist die Zelle. Ein Gewebe ist ein Verband bestehend aus Zellen gleichen Typs, gleicher spezialisierter Ausprägung, so dass die Zellen eines Gewebetyps gleichartige Funktionen wahrnehmen (z.B. Stützgewebe, Abschlussgewebe). Bei Pflanzen etwa wird durch spezifisches Bildungsgewebe z.B. an den Wurzeln und am Spross neues Gewebe aufgebaut, welches sich wiederum in unterschiedliche Gewebe differenzieren kann.

Im pflanzlichen Grundgewebe kann man drei Gewebetypen mikroskopisch unterscheiden. Unter tierischen Geweben finden sich z.B. Epithelgewebe in unterschiedlichen Ausprägungen (Zylinder-, Pflaster- oder Plattenepithel), woraus die Oberfläche der Haut oder ein Außenskelett aufgebaut ist. Im

Epithelgewebe sind die Zellen eng aneinander angeordnet, im Bindegewebe hingegen befinden sich zwischen den einzelnen Zellen oftmals größere Abstände. Faseriges Bindegewebe umschließt Organe, polstert diese ab und verleiht ihnen Schutz. Daneben gibt es elastisches gallertartiges Bindegewebe sowie festes gallertartiges Bindegewebe, aus dessen Zellen z.B. Knorpel gebildet wird, oder fettbildendes Bindegewebe, welches Fettzellen umschließt. Muskelgewebe besteht aus langgestreckten Zellen mit einem hohen Anteil an Mitochondrien. Mehrere dieser Muskelzellen zusammen bilden eine Muskelfaser. Auch Nervengewebe besteht aus langgestreckten Nervenzellen, welche untereinander Synapsen bilden, an denen von einer auf die andere Nervenzelle in chemischer Form Impulse weitergeleitet werden.

Organe sind funktional hochspezialisierte Einheiten mit bestimmten arbeitsteiligen Funktionen im Organismus (Herz, Lunge, Gehirn, Nieren, Darm usw.), wobei Art und Anzahl der Organe und Organfunktionen zwischen den unterschiedlichen Spezies variieren. Organe werden aus verschiedenen Geweben gebildet. Bei tierischen und menschlichen Organismen werden die Organe bereits im frühen embryonalen Stadium angelegt. Das menschliche Gehirn, differenziert in die funktionalen Bereiche Großhirn, Kleinhirn, Hirnstamm und Zwischenhirn (letzteres umfasst Thalamus, Hypothalamus, Subthalamus und Epithalamus), besteht aus ca. 20 Milliarden Zellen. Insgesamt besteht der Organismus eines erwachsenen Menschen aus ca. 10 Billionen (10^{13}) Zellen. Aneinandergereiht ergäbe diese Menge an Zellen eine Schnur, die man 100 mal um den Äquator der Erde wickeln könnte. Die Komplexität eines menschlichen Organismus und seiner Teilsysteme ist also extrem hoch.

Das Ausmaß an Komplexität stellt sich nochmals höher dar, wenn man die große Anzahl an Bakterien berücksichtigt, die im und am menschlichen Organismus in Symbiose mit diesem leben. Deren Anzahl ist mit etwa 100 Billionen (10^{14}) Bakterien etwa zehnmal so hoch wie die Gesamtzahl der körpereigenen Zellen. Diese Bakterien unterscheiden sich in mehr als 10.000 Arten. Tatsächlich stellt der menschliche Organismus also ein einziges großes symbiontisches System dar, eine Art «Superorganismus», der aus einer Funktionseinheit von Körperzellen und diversen Symbionten zusammenwächst. Ganze Ökosysteme – das sog. Mikrobiom – florieren insbesondere im Darm, im Mund und auf der Haut. Etwa 10^{10} Bakterien aus 700 Bakterienarten besiedeln die Mundhöhle, 95 Arten die Speiseröhre. In der Lunge wurden mehr als 100 Bakterienarten entdeckt. Im sauren Milieu des Magens kann fast kein Bakterium bestehen, lediglich Heliobacter pylori lebt dort unbeeinträchtigt angesiedelt. Im Darm nimmt die Bakteriendichte vom Dünndarm bis zum Enddarm kontinuierlich zu: Zu Beginn des Dünndarms beträgt die Bakteriendichte ca. 10^4 Bakterien pro ml Darmflüssigkeit, am Ende des Dünndarms 10^7, im vorderen Bereich des Dickdarms 10^8. Am Ende des Darms erreicht die Bakteriendichte ihr Maximum bei etwa 10^{11} bis 10^{12} Bakterien pro ml Darmflüssigkeit. Insgesamt liegt das Artenspektrum an Bakterien im Darm etwa bei knapp 1.000 Bakterienarten mit rund 7.000 Unterarten. Mehr als 99% aller symbiontischen Bakterien des menschlichen Organismus entfallen auf die Besiedelung des Darms.

Der überwiegende Anteil dieser Bakterien lebt mit dem menschlichen Organismus in Symbiose. Die Bakterien sind also keine Schmarotzer, welche einseitig vom Wirtsorganismus profitieren würden. Der Nutzen beruht durchaus auf Gegenseitigkeit. Die symbiotischen Bakterien bauen Abfallstoffe ab, setzen zum Teil Vitamine als Stoffwechselprodukte frei, auf deren Zuführung der menschliche Organismus sogar angewiesen ist. Z.B. werden im Endbereich des Darms vor allem Aminosäuren fermentiert. Umgekehrt begünstigt das Fehlen entsprechender Symbionten das Vordringen anderer, pathogener Bakterienstämme. Krankheiten wie Parodontitis infolge eingedrungener anaerober Bakterienarten wie Aggregatibacter actinomycetemcomitans oder Prevotella intermedia in Zahnfleischtaschen sind die Folge. Ist die Darmflora nicht dicht genug, können sich pathogene Bakterien dort einnisten und so zu einer Schwächung des ganzen Immunsystems u.a. durch fehlgeleitete Freund-Feind-Erkennung führen. Etliche Bakterienstämme können an bestimmten Positionen im Organismus durchaus symbiontisch, an anderen Stellen hingegen pathogen wirken. Z.B. E.-coli-Bakterien wirken im Dickdarm symbiontisch und liefern dem Organismus Vitamin K; gelangen sie aber an andere Stellen, wirken einige Stämme septisch und können Infektionen wie z.B. schwere Lungen- oder Harnwegsentzündungen hervorrufen.

Darmbakterien tragen in einem wesentlichen Maß zur Verdauung der Nahrung, zur Erschließung der darin enthaltenen Nährstoffe bei. Die Zusammensetzung der Darmflora ist dafür entscheidend, welche Nährstoffe und wieviel Energie erschlossen werden, inwieweit z.B. an sich unverdauliche Ballaststoffe in gut verdaubare Fettsäuren umgewandelt werden. Wie sehr die gleiche Menge Nahrung gleicher Art bei einigen Menschen zur starken Gewichtszunahme führt, bei anderen hingegen überhaupt nicht, hängt von der Erschließung der zugeführten Nahrung durch die Darmbakterien ab. Dabei kommt insbesondere den Genen dieser Bakterien eine entscheidende Rolle zu. So übernehmen verschiedene Bakterienarten mit ähnlichen Genen oder Genabschnitten ähnliche Funktionen im Darm. Es ist also von größerer Bedeutung, welche Gene der Bakterien aktiviert werden als welche Arten den Darm bevölkern, wobei einer qualitativ breiten Vielfalt der Flora eine förderliche Rolle für den Wirtsorganismus zukommt. Verschiedene Menschen mit höchst unterschiedlich zusammengesetzter Darmflora können durchaus jeweils gesund sein, sofern die erforderlichen Genfunktionen durch Bakterien aus anderen Arten beigetragen werden. Fettleibigkeit etwa ist vor allem bei einer geringeren Biodiversität der Darmflora zu beobachten. Auch bei Krankheiten wie Darmentzündungen oder Darmkrebs bestehen Zusammenhänge mit der Darmflora.

Die Zusammensetzung der Darmflora variiert nach Art und Zahl mit Art und Menge der zugeführten Nahrung. Dabei bleibt jedoch ein gewisses individuelles Profil erhalten, dessen Zusammensetzung ab der Geburt und kurz danach festgelegt und später lediglich modifiziert wird.[3]

Zählt man die Gene der Symbionten zum Genom des Menschen mit seinen ca. 22.000 proteincodierten Genen hinzu, so kommt man in Summe auf etwa 8 Mio Gene, die innerhalb des menschlichen Organismus vorhanden sind und aktiviert werden können.[4] Welchen Einfluss die Gene der Symbionten auf die Funktionen des Organismus haben, ist in weiten Teilen noch unklar. Tatsächlich also sind die funktionalen Grenzen zwischen sog. Körperzellen und sog. Symbionten fließend. Die systemische Komplexität eines höheren Organismus wie des menschlichen wird durch die immense Zahl und Artenvielfalt der Symbionten nochmals erheblich gesteigert.

komplex integrierte Viel-Einheit

Leben im biologischen Sinn stellt sich in einem komplexen Organismus wie dem menschlichen in einem variantenreichen Spektrum und auf unterschiedlichen Ebenen dar. So ist Leben in unterschiedlichen Ausprägungen auf verschiedenen Ebenen unterschiedlicher Komplexitäts- und Organisationsgrade zugleich verwirklicht: Körperzellen als einzelne und in ihrem Zusammenwirken, Organe und Organsysteme (wie Nervensystem oder Immunsystem), Symbionten, schließlich der Gesamtorganismus, der nicht nur die Summe aller Teile, sondern in-über allem eine eigene Form des Lebendigen darstellt. Im Gesamtorganismus werden die unterschiedlichen Ebenen von Lebendigem, wobei jede Zelle für sich bereits lebendig ist, integriert, ohne die Vielfalt und Vielzahl von Lebendigen dadurch aufzuheben. Leben auf der Ebene einer einzelnen Zelle wird nicht dadurch aufgehoben, dass diese Teil eines Organs ist. Die Einheit eines Organismus ist vielmehr als eine Viel-Einheit, als eine Einheit in Mannigfaltigkeit zu bestimmen.

Die höheren Komplexitätsebenen des lebendigen Organismus ruhen auf den zu integrierenden Stufen des Lebendigen auf, ohne dass das Leben auf diesen zugrunde liegenden, zu integrierenden Ebenen dadurch aufgehoben oder auch nur beschränkt würde. So ist Leben auf den unterschiedlichen Ebenen innerhalb eines einzigen Organismus sehr wohl zu unterscheiden, nicht aber real voneinander zu trennen, weil die unterschiedlichen Ebenen des Lebendigen vielfach ineinander verschränkt sind. Von unten nach oben wird Leben auf höherer Komplexitätsebene ermöglicht, von oben nach unten werden die vielen Teilsysteme und einzelnen Zellen integriert, ausgerichtet und reguliert. Denn Leben auf übergeordneter Ebene ist kein Leben *neben* jenen Lebensformen, welche zusätzlich in eine höhere Organisationsform integriert werden. Der Gesamtorganismus besteht in und aus und in-über den Lebensformen, welche zugleich in eine höhere Organisationsform, in eine funktionale Viel-Einheit eines komplexen Organismus integriert werden.

Dabei werden in philosophischer Hinsicht durchaus unterschiedliche Thesen vertreten, ob nämlich primär eine höhere Systemebene des Lebendigen die zu integrierenden Lebendigen ordnet (Teleologie, Primat des Geistes) oder ob primär aus niedrigeren Formen höheres erwächst und damit gewissermaßen durch Selbstüberbietung von unten nach oben höhere Lebensformen entstanden sind (Emergenz) – oder ob beide Bewegungen ineinander verschränkt einander wechselseitig bedingen.

An den komplex integrierten, sog. höheren Lebensformen zeigen sich die ineinander verschränkten Ebenen von Leben deutlich. Ein Tier ist keine Pflanze plus X. Der Mensch ist nicht Tier plus Geist, als wäre er sekundär mit den geistigen Funktionen Bewusstsein und Freiheit begabt. Vielmehr ist er als ganzer Mensch.

was also bedeutet Leben?

Das offensichtlich Lebendige stellt sich äußerst vielgestaltig dar: sowohl horizontal entlang der Vielfalt an Arten, wovon die 1,9 Mio bisher bekannten Spezies nur einen Bruchteil der Gesamtmenge an existierenden Arten darstellen, als auch vertikal auf den einzelnen Ebenen des Lebendigen, welche von der Zelle, über mehrzellige Verbände bis hin zu höheren Organismen unterschiedlicher, teilweise extrem hoher Komplexität reichen, in denen verschiedene Ebenen des Lebendigen integriert sind, ohne dabei das Lebendigsein der vielen und vielfach integrierten Zellen aufzuheben.[5] In Auseinandersetzung mit einer exemplarischen Auswahl dieser Lebensformen lässt sich biologisch beschreiben, in welchen Vollzügen Lebendiges sich als Lebendiges darstellt, worin also Lebendiges vom nicht-Lebendigen sich unterscheidet.

Was aber ist es, was Leben ausmacht und diese vielfältigen Lebensformen zu Lebendigen macht? Die an Zellen zu beobachtenden Eigenschaften wie einer membranumgrenzte Einheit, Stoffwechsel und Reproduktion stellen aus der Beobachtung stammende wesentliche Kriterien für das Vorhandensein von Leben dar. Im Laufe der Zeit sind je nach Fokus durchaus unterschiedliche konkrete Kriterienkataloge dafür hervorgegangen, ob etwas als ein Lebendiges anzusehen ist. Die Vorschläge reichen von eher weitgefassten Kriterien wie etwa Vorhandensein von Stoffwechsel und erkennbaren Funktionen in den biochemischen Prozessen[6] bis hin zu umfassenderen Kriterienkatalogen wie jener von E. Mayr[7], welchen er selbst trotz umfangreicher Aufzählung als unfertig, allem Anschein nach unvollständig und redundant bewertet. Dazu gehören Kriterien wie etwa Bewegung, Reaktionsfähigkeit auf Reize,

Wachstum, bei höheren Lebewesen Informationsaustausch mit der Umgebung usw. Insgesamt aber werden gemeinhin das Vorhandensein einer membranumgrenzten Einheit, von Stoffwechsel und Reproduktion als entscheidende Kriterien dafür angesehen, ob es sich bei einem Seienden um ein Lebendiges handelt.

Methodisch erscheint eine derartige Vorgehensweise, welche deskriptiv und induktiv exemplarische Beobachtungen verallgemeinert, für die Biologie alternativlos. Dabei aber bleiben zugleich wesentliche Fragen offen. Wie eng etwa sollen die aus Indizien gewonnenen Kriterien für Leben ausgelegt werden? Je nach Festlegung eines Kriterienkatalogs wird eine mehr oder weniger große Menge an Erscheinungsformen ein- oder ausgeschlossen, wenn man die Definitionsgrenzen enger oder weiter fasst. Je enger man den Begriff des Lebendigen per Definition fasst, um so mehr schließt man davon aus; wenn man die Grenzen – die Extension des Begriffs – hingegen zu weit fasst, wird der Begriff des Lebens allzu universell anwendbar und damit einer spezifischen Bedeutung (Intension) entleert.

Sollen z.B. Pilzsporen als Lebewesen gelten, gleichsam als latentes Frühstadium einer Lebensform, obwohl die Sporen noch kein ausgebildeter Pilz sind, wenngleich in ihnen aber bereits die Entstehung eines ganzen Pilzes angelegt ist? Wo verlaufen die Grenzen des Lebendigen bei ineinander verschmolzenen Zellverbünden mit mehreren Zellkernen, wie dies bei einigen Pilzarten der Fall ist? Sind Mitochondrien endosymbiontischee Lebensformen, da sie eigene RNA besitzen, sich selbst reproduzieren, oder ist ihre Doppelmembran nur noch Ausdruck für ihre entwicklungsgeschichtliche Herkunft aus einem Prokaryoten, welcher endosymbiontisch in einer Wirtszelle lebte, im Verlauf der Evolution jedoch insoweit assimiliert worden ist, dass Mitochondrien inzwischen zu assimilierten Organellen von Zellen geworden, aber nicht mehr selbst als Lebensform aufzufassen sind? Oder stellen sie selbst eine Lebensform dar, wenn auch keine unabhängig existierende, sondern eine zugleich endosymbiontische und hochgradig systemisch integrierte?

Sind Viren Lebensformen, da sie eine DNA besitzen, oder spricht die Tatsache, dass sie keinen eigenen Stoffwechsel besitzen, dagegen? Ist die Tatsache, dass sich Viren mithilfe einer Wirtszelle reproduzieren lassen, d.h. alle Stoffwechselprozesse an andere Zellen gleichsam delegierend auslagern eher gegen ihr Lebendigsein oder vielmehr dafür, zumal sich ihr Vollzug sogar überaus ökonomisch darstellt? Enden die Kriterien des Lebendigen nach oben hin beim Individuum, obwohl etwa Ameisen oder Bienen im Form von Bienenvölkern bzw. Ameisenstaaten als einer überindividuellen Einheit leben, und einzelne Exemplare auf sich allein gestellt gar nicht überleben können? Wo also sollen Grenzen gezogen werden? Offensichtlich nämlich sind die Grenzen des Lebendigseins in einigen Bereichen nicht nur schwer zu erkennen, sondern sind selbst von einer ihnen innewohnenden Unschärfe gekennzeichnet.

Ein Urteil über die Abgrenzung des Lebendigen ist im konkreten Fall also keineswegs selbstredend, da die Grenzen selbst mitunter fließend verlaufen. Was von Menschen als Lebendiges gewertet wird und was nicht, hängt von bestimmten biologischen Kriterien ab, welche als Indizien aus der Beobachtung abgeleitet worden sind. Insofern beinhaltet diese biologische Methode einen zirkulären Schluss: Eine leitende Idee stellt bereits die Voraussetzung dafür dar, welche Erscheinungsformen überhaupt für die Beobachtung von Indizien für Lebensvorgänge herangezogen werden, und welche nicht. Dementsprechend werden Kriterien definiert, die dann normativ dafür gelten, welche Erscheinungsformen als Lebensformen anerkannt werden und welche nicht. Erfahrung aus Beobachtung spezifiziert die Idee; ein Vorbegriff oder eine Idee aber ist es, wodurch die Beobachtung bereits normiert ist, etwas «als» etwas, ein Lebendiges als ein Lebendiges zu erkennen.

Welche biochemischen Prozesse und Funktionen das Lebendige auszeichnen, ist eine biologische Frage, die mit biologischen Methoden deskriptiv beantwortet werden kann. Davon zu unterscheiden ist die philosophische Frage, was denn Leben selbst nun eigentlich ist; jenes Leben, welches in allem Lebendigen in so höchst unterschiedlicher Weise verwirklicht ist, was die Lebendigen als Lebendige auszeichnet oder wie sich vielfältig integrierte Formen des Lebendigen konkret voneinander abgrenzen lassen. Die Biologie beobachtet an evidentermaßen Lebendigem gewisse Vorgänge, die sie im Vergleich zu evidentermaßen nicht-Lebendigem als Kriterien für Lebendiges definiert. Sicherlich, Leben zeigt sich im Lebendigen, und zwar auf mannigfache Weise. Aber was ist eigentlich Leben, das da im Lebendigen verwirklicht ist und das anhand der biologischen Kriterien nicht mehr als exemplarisch umschrieben wird?

Lebensbegriff zwischen Biologie und Philosophie

Die biologischen Beschreibungen haben bisher zu folgendem Lebensverständnis geführt: In einem konkreten abgegrenzten etwas, welches ein Lebendiges ist, i.d.R. eine Zelle oder ein mehr oder minder komplexer Verbund von Zellen, laufen Vorgänge chemischer Art ab, die als Ausdruck von Selbstorganisation dahingehend zu beschreiben sind, dass sie auf Selbsterhaltung und Reproduktion ausgerichtet sind, und zu diesem Zweck ein Stoffwechsel stattfindet, dessen Energiegewinnung die Basis für die diversen chemischen Prozesse darstellt. Diese diversen Prozesse erscheinen hochgradig geordnet, funktional differenziert und integriert, und führen so im Endeffekt zu Selbsterhaltung und Reproduktion.

Betrachtet man die Gestalt dieser Prozesse von den physikalischen Grundlagen der Chemie her, so erscheint die Gesamtheit dieses Geschehens ungewöhnlich und erklärungsbedürftig. Der Verlauf dieser Ereignisse scheint sich offenkundig sogar einem physikalischen Naturgesetz zu entziehen, welches im zweiten Hauptsatz der Thermodynamik beschrieben worden ist. Die Thermodynamik beschreibt die Flussrichtungen von Energie bei der Zustandsänderung eines Systems. Der zweite Hauptsatz der Thermodynamik besagt: Es gibt keine Zustandsänderung, die allein darin resultiert, dass Wärme (Energie) von einem Körper niederer auf einen Körper höherer Temperatur übergeht.

In diesem Zusammenhang spielt der Begriff der **Entropie** eine wichtige Rolle. Diese ist – für den vorliegenden Zusammenhang vereinfacht ausgedrückt – das Maß für die Wahrscheinlichkeit, dass ein bestimmter Systemzustand eintritt. Setzt man z.B. in einem Raum ein Gas frei, so verteilen sich aufgrund ihrer thermischen Bewegung nach kurzer Zeit die Teilchen dieses Gases relativ gleichmäßig über den gesamten Raum hinweg. Die Entropie des Systems ist in diesem Zustand höchster Gleichverteilung am größten. Der umgekehrte Vorgang hingegen ist niemals zu beobachten, nämlich dass sich alle diffus verteilten Teilchen einer bestimmten Art plötzlich im Raum an einem kleinen Raumausschnitt bündeln würden. Die Entropie in einem abgeschlossenen System wird nie von alleine kleiner, sondern stets nur größer. Im thermodynamischen Gleichgewicht hat ein System stets eine möglichst große Entropie. Die Entropie stellt insofern eine Richtungsgröße dar, die eine Grundtendenz für den Verlauf von Ereignissen beschreibt.

Die Zustandsänderung eines Systems aus Teilchen zielt also mit statistischer Notwendigkeit in Richtung Gleichverteilung dieser Teilchen im Raum. In vielen biochemischen Reaktionen innerhalb der Zelle ist aber augenscheinlich eine entgegengesetzte Bewegung zu beobachten. Statt einer Verteilung von Teilchen ins diffuse werden komplexe (organische) Moleküle aufgebaut, wobei diese Vorgänge einem bestimmten gesetzmäßigen Zusammenspiel in der Zelle folgen. Dies geschieht unter Aufwand von zuvor eigens gewonnener Energie; und nur unter Einsatz von Energie ist es überhaupt möglich, den Effekt der Entropie zu überlagern, und statt diffuser Verteilungen im Raum bestimmte molekulare Anordnungen der Teilchen zu erreichen.

Dabei ist die gewonnene Energie nur die notwendige Bedingung dafür, Moleküle unter Energieeinsatz aufbauen zu können. Dass Energie zur Verfügung steht, ist allerdings keineswegs hinreichend dafür, dass tatsächlich derartige komplexe chemische Prozesse ablaufen, wie sie in der Zelle zu beobachten sind. So drängt die Frage nach dem Ordnungsschema in den Vordergrund, gemäß dem die Prozesse in der Zelle geordnet sind, die Frage, wie ein solches Ordnungsschema zustandekommt bzw. überhaupt erstmals zustandegekommen ist. In Versuchsreihen zur Simulation der Ursuppe lässt sich zeigen, wie bestimmte komplexe (sog. organische) Moleküle außerhalb von Zellen unter Energiezufuhr spontan synthetisiert werden konnten. Hieraus ist jedoch nicht zu erklären, wie es zu komplexen Anordnungen von Nukleinsäuren wie in der DNA gekommen ist oder worin das dem Zellgeschehen immanente Ordnungsschema gründet. In dieser biologisch ungelösten Frage nach einer Urzelle spiegelt sich die Frage nach dem Prinzip der Selbstorganisation, das jedem Lebendigen offensichtlich innewohnt. Aufgrund dieser Selbstorganisation kommt dem Lebendigen im Vergleich zum nicht-Lebendigen eine eigene Qualität zu.

In der Geistesgeschichte hat es verschiedene Antwortversuche gegeben, welche die Sachfrage nach dem Phänomen der Selbstorganisation zu erklären suchen – wobei dies großenteils in einer anderen Sprachgestalt und Terminologie geschehen ist.[8] Es geht um die in erster Linie philosophische Frage nach dem Prinzip des Lebens. Die antike abendländische Philosophie bezeichnet, übrigens noch ohne exakte Kenntnisse über die Zellbiologie im kleinen, das Prinzip des Lebendigen, d.h. jenes, wodurch ein Lebendiges ein Lebendiges ist, als Seele. So sagt es Platon[9], und so drückt es auf seine andere Art auch Aristoteles[10] aus.

Nach Platon ist die Seele Prinzip des Lebens, insofern sie als ein geistiges und nicht zusammengesetztes dem Körper innewohnt und ihm auf diese Weise Leben d.h. Selbstbewegung[11] verleiht. Aristoteles sieht den Körper als etwas, das von seiner Möglichkeit her belebt sein kann, und diese Belebung geschieht durch die Seele, die als Entelechie die akthafte Wirklichkeit dieses Lebendigseins darstellt. Die Seele ist nach Aristoteles also kein Lebendiges *neben* dem Körper, sondern die belebende («bewegte») Form dieses Körpers selbst, Prinzip, Ursache des Lebens, und insofern vom Körper zwar zu unterscheiden, nicht aber real zu trennen.[12]

Aristoteles unterscheidet bei Pflanze – Tier – Mensch unterschiedlich weitreichende Seelenvermögen: das Vegetative, das allen Lebewesen einschließlich den Pflanzen zukommt und welches grundlegende Lebensvorgänge wie Ernährung, Wachstum und Reproduktion ermöglicht. Das sensitive Seelenverfügen, die Sinnesbegabung einschließlich Bewegung und Strebevermögen sieht Aristoteles bei den Tieren verwirklicht, wobei die anima sensitiva das vegetative Seelenvermögen mit einschließt. Beim Menschen sieht Aristoteles darüber hinaus die Vernunftbegabung durch die anima rationalis gegeben. Zuhöchst verwirklicht ist Leben im reinen Akt (actus purus), der reinen Entelechie des unbewegten Bewegers, worin Leben als höchster Geistvollzug zugleich Selbstvollzug ist (nóesis noéseōs),[13] bei den übrigen Lebewesen in analoger Weise. Offen bleibt, ob die einzelne Seele in Pflanze, Tier und Mensch als Lebensprinzip des Körpers sterblich ist – eine Vorstellung, die gänzlich im Gegensatz zur platonischen Auffassung steht, worin orphische und pythagoreische Vorstellungen mit Einzug gefunden haben. Für Platon und seine Schule gilt die Seele als etwas ewiges, etwas einfaches und daher wesenhaft unsterbliches, dem höchsten Bereich des Seins zugehörig, die sich nur vorübergehend in einem Körper befindet, in dessen Niedrigkeit wie in einem Grab[14] gefangen ist und erst im Tode wieder frei wird.[15]

Das Nachdenken darüber, was das Leben ausmacht, erfolgt bei den Vätern der abendländischen Philosophie nicht anders als auch bei den übrigen Denkern stets im Rahmen ihrer jeweiligen weltanschaulichen Grundzüge, und kann auch nicht anders erfolgen. Die platonische Lebens- und Seelenvorstellung wird im Kontext des Platonismus in der Spätantike vorherrschend und gelangt über die Rezeption durch die Kirchenväter ins christliche Gedankengut. Die aristotelische Auffassung erhält erst mit der erneuten Rezeption seiner Schriften an den noch jungen Einrichtungen der Universitäten im 13. Jhd. Einzug in die mittelalterliche Philosophie und wird neben dem platonisch-augustinischen Gedankengut für das christliche Denken prägend, insbesondere durch das einflussreich gewordene Werk des Thomas von Aquin.[16]

Ein Bruch zu der bis zur spätmittelalterlichen Scholastik vorherrschenden klassischen Sichtweise ereignet sich mit dem Übergang zur Neuzeit. In weiten Teilen der Gesellschaft verschiebt sich der Fokus hin auf die Frage nach dem Menschen. Galilei's experimentelle Physik und Technik hebt sich von der Naturphilosophie des Aristoteles ab. Nicht mehr Offenbarung und Tradition gelten als Quelle für Erkenntnis, sondern einerseits die empirische Erfahrung aus Beobachtung und andererseits rationale Einsicht. Ersteres zielt auf aposteriorisches, konkretes Erfahrungswissen, und etabliert sich als die Methode der sich etablierenden Naturwissenschaften. Vertreter eines gesteigerten Empirismus (Francis Bacon [1561-1626], David Hume [1711-1776]) bestreiten, dass außerhalb sinnlich vermittelter Erfahrung überhaupt gültiges Wissen zu erzielen sei. Demgegenüber setzen Denker wie René Descartes (1596-1650) den Fokus auf den rationalen Zugang zur Wirklichkeit durch apriorische Erkenntnis, wie dies etwa in Mathematik und Logik der Fall ist.

Descartes' Unterscheidung zwischen der äußeren Wirklichkeit der Dinge (res extensa) und der geistigen Wirklichkeit, die im Denken erschlossen wird (res cogitans) führt zu einer Separierung zweier Bereiche, die nun unvermittelt nebeneinander zu stehen scheinen und nicht mehr zueinander vermittelt werden können. Auch die von Descartes zunächst noch angenommene Brücke der Hypophyse als jenen Punkt, an dem die Seele auf den Körper Einfluss nimmt, bestätigt sich nicht. Für ein Lebensprinzip, wie dies im klassischen Seelenbegriff gegeben war, fehlt nun der Ansatz. Ein Organ «Seele» ist weder empirisch noch rational zu begründen. Innerhalb der dualistischen Einteilung zwischen res extensa und res cogitans, die parallel existieren und zueinander allenfalls wie ein Uhrwerk (La Mettrie) synchronisiert sind, lässt sich Leben in einem proprietären Sinn nicht mehr denken. So reduziert sich die Frage nach dem Lebendigen auf die biologisch zu beobachtenden Lebensvorgänge (D'Holbach: La système de la nature, 1770). Damit einher geht – analog zur Mechanik à la Newton (1643-1727) – ein mechanistisch geprägtes Verständnis vom Lebendigen, das in der Schrift «Der Mensch als Maschine» (1748) von La Mettrie seine Zuspitzung findet.

Gegen die Reduzierung des Lebendigen auf das rein mechanische Moment formieren sich von unterschiedlicher Seite Widerstände, gerade weil sich kein empirischer und kein rein rationaler Ansatz darbietet, Leben im eigentlichen Sinn zu denken. Diese Vorbehalte basieren auf der Annahme, dass das Organische einen qualitativen Unterschied zum Anorganischen ausmacht, welcher in einer gewissen «Lebenskraft» (vis vitalis) besteht (z.B. Helmont [1577–1644], Haller [1708–1777], Blumenbach [1752–1840]). Im nachhinein sind jene Ansätze als Vitalismus bezeichnet worden. So versuchte Georg Ernst Stahl (1659–1734) gemäß seiner als Animismus bezeichneten Theorie von neuem auf eine hinter den Lebensvorgängen liegende

«Seele» zu rekurrieren, für deren Existenz und Wirkkraft er in geistig-seelischen Erkrankungen empirische Anzeichen zu erkennen meinte. Da sich diese Annahme mit zunehmendem Wissen über seelische Erkrankungen als nicht haltbar erwies (Glisson, Haller), hielt man am allgemeineren Postulat einer dahinterliegenden vis vitalis fest, welche empirischen Gegebenheiten, wie sie im Lebendigen vorliegen, zugrundeliegen müsse.

Über die Naturwissenschaften hinaus spiegelt sich die Frage nach dem Leben auch in der Naturphilosophie. Herder (1744-1803) etwa geht von einem geistigen Moment aus, das in der Organisation des Lebendigen am Wirken zu sein scheint. In der romantischen Naturauffassung jener Zeit spiegelt sich im Begriff des Lebens und seiner Dynamik der Widerspruch zu einem reduzierten Lebensbegriff des Rationalismus und Empirismus gleichermaßen, der mit der eigenen Erfahrung und Auffassung im Widerspruch steht (Jacobi, Goethe). Den deutschen Idealismus kennzeichnet das Bestreben, die der Wirklichkeit als ganzer innewohnende Dynamik philosophisch zu erschließen und auf den Begriff zu bringen (Schelling, Hegel). Was der deutsche Idealismus per intellektueller Anschauung spekulativ in den Blick nimmt, versucht u.a. Feuerbach auf der Ebene des Leiblichen und sinnlich Erfahrbaren zu verorten.

Gegen die romantischen, idealistischen und sensualistischen Auffassungen von Leben wenden sich Naturwissenschaftler und Ärzte wie u.a. der einflussreiche deutsche Philosoph und Naturforscher Rudolf Hermann Lotze (1817-1881), der das Lebendige als System zusammengeordneter Elemente (und damit durchaus als Sonderform des Materiellen) versteht, die in vielfältigen physikalischen Einzelkräften mechanisch zusammenwirken. Der naturwissenschaftliche Fokus etwa bei Jakob Moleschott (1822-1893) beschränkt sich gänzlich auf die materiale Dimension, erkennt dem Lebendigen keinen Sonderstatus zu und bewertet dieses als einen bestimmten Zustand von Materiellem. Für Vertreter eines Materialismus, Positivismus und nunmehr auch Darwinismus bleibt bestimmend, alles über die erfahrungsmäßigen positiven Befunde Hinausgehende als unbegründet zurückzuweisen.

Auch zu Beginn des 20. Jhd. setzen sich die Auseinandersetzungen zwischen Vitalisten und jenen fort, welche eine Sonderkategorie für das Lebendige zurückweisen. Zu ersteren gehört Hans Driesch (1867-1941), der Stoffwechsel und Bewegung als eigene und nicht reduzible Kennzeichnen des Lebendigen ausmacht. Zu letzteren ist u.a. der einflussreiche, am Darwinismus orientierte Ernst Haeckel zu rechnen. In der Konsequenz ist die Frage nach dem Wesen des Lebens in der Naturwissenschaft zurückgetreten. Im Tagesgeschäft der Biologie- und des Medizinbetriebs hat die aus jener Sicht eher theoretisch anmutende Frage nach dem Wesen des Lebens de facto keine Bedeutung mehr.

Abschließend zu beantworten ist die große Frage nicht, was das Lebendige als ein Lebendiges ausmacht – weder für die Biologie noch für die Philosophie. Das hat die Frage nach dem Leben mit den anderen großen philosophischen Fragen (z.B. was ist der Mensch?) gemein. Vielmehr bleibt eine Problematisierung der Fragestellung nach dem Lebendigen angezeigt: eine Fragestellung, die insbesondere durch jene Selbstorganisation gestützt wird, die den vielfältigen und komplexen, hochgradig geordneten, funktional differenzierten und integrierten Prozessen von Selbsterhaltung, Stoffwechsel und Reproduktion zugrunde liegt – Prozesse, die auch von den physikalischen und statistischen Grundlagen der Chemie her ungewöhnlich erscheinen und erklärungsbedürftig bleiben.

Kapitel 2

Was bedeutet Tod?

begriffliche Feststellungen

Tod lässt sich sinnvollerweise nur von etwas aussagen, das zu einem früheren Zeitpunkt am leben war und das nun nicht mehr lebendig ist. Demgemäß wird in der Fachsprache der Medizin der Tod als exitus letalis bezeichnet: Tödlicher Ausgang im Sinne eines nunmehr erreichten Zustands; implizit zu ergänzen ist, worauf dieser Ausgang sich bezieht: Tödlicher Ausgang von einem Lebendigen.

So kann man vom Tod mit Bezug etwa auf einen Menschen sprechen, mit Bezug auf eine Katze, mit Bezug auf eine Zelle. Nur im übertragenen Sinne hingegen spricht man alltagssprachlich vom Tod etwa mit Bezug auf ein Gestirn, auf dem im Unterschied zu einem früheren Zeitpunkt keine Kernfusionsreaktionen mehr ablaufen. Man spricht etwa von toten Steinen und artikuliert dabei den Unterschied zum Lebendigsein der Lebewesen. In derartigen Redewendungen begegnet die Rede vom Tod lediglich in einem übertragenen, uneigentlichen Wortsinn.

Das Substantiv «der Tod» stellt eine Abstraktion dar. Im konkreten Sinn bezieht sich Tod immer auf ehemals Lebendiges, welches nun nicht mehr am leben und insofern tot ist. Aus der Erfahrung genommen ist primär das Adjektiv «tot». «Tot» bezeichnet dabei im eigentlichen Sinn einen Zustand: Den Zustand, nicht mehr am leben zu sein, d.h. den Zustand von etwas, das zu einem früheren Zeitpunkt am leben war, dessen Leben aber inzwischen erloschen ist. Auch «am leben sein» bezeichnet formal einen Zustand. Es ist dies jedoch ein Zustand dynamischer Aktivität, der durch das Ablaufen von Lebensprozessen gekennzeichnet ist, und der insofern weniger einen Zustand darstellt, welchem vom Wortsinn her immer schon ein Moment des Statischen anhaftet, als vielmehr einen dynamischen Prozess beschreibt.

«Tot» steht in äußerstem Gegensatz zu «am leben sein» und bezeichnet dessen Gegenteil: nämlich nicht am leben sein. Das Verhältnis von «am leben sein» und «nicht am leben sein» ist kontradiktorisch. Einen schärferen Gegensatz als jenen der Kontradiktion aber gibt es nicht.

«Tot» beschreibt einen eingetretenen Zustand. Der Zustand «tot» ist also nicht skalierbar, nicht quantisierbar. Es gibt kein mehr oder weniger Totsein, kein Halbtotsein, keine Hybridzustände zwischen Leben und Tod. Leben und Tod markieren also nicht die beiden Pole einer einzigen, gemeinsamen Skala. Zwischen Leben und Tod besteht Asymmetrie. Alle Lebensvorgänge sind ausschließlich dem Leben zuzuordnen. Von Tod kann daher erst dann und nur insofern gesprochen werden, wenn das betreffende zuvor Lebendige nicht mehr am Leben ist. Es gibt also kein teilweises Totsein. Auch ist es nicht so, dass man einen Tod stirbt, sondern vielmehr so, dass man sterbend aus dem Leben scheidet. Erst wenn dieser Vorgang beendet, das Leben erloschen ist, ist der Zustand des Todes erreicht – ein qualitativ gänzlich anderer Zustand, der mit Leben nichts mehr zu tun hat. So kann man im eigentlichen Sinn nicht davon sprechen, dass der Tod eintritt; vielmehr erlischt das Leben, so dass der Tod als anschließender, zum Leben sich kontradiktorisch verhaltender Zustand zu beschreiben ist.

Die sinnvolle Rede vom Tod setzt das vorausgehende Vorhandensein von Lebendigem voraus. Dass dieses vormals Lebendige im Fall des Todes nun nicht mehr am leben ist, stellt einen nachträglichen Zustand dar. Der Zustand «tot» bezeichnet gegenüber «am leben sein» erst ein zweites. Die

Rede vom Tod setzt Lebendiges voraus. Ohne auf Lebendiges Bezug zu nehmen, lässt sich vom Tod nicht sinnvoll sprechen. Umgekehrt gilt dieser Zusammenhang jedoch nicht. Wenn man von Lebendigem spricht, ist nicht per se auch immer schon dessen späterer Tod mit eingeschlossen. Zwar sind die aus der Erfahrung bekannten höheren Lebewesen allesamt sterblich. Dies stellt jedoch lediglich einen empirisch-induktiven Zusammenhang, keine grundsätzliche Notwendigkeit dar. Tatsächlich stellt sich die Frage, warum die meisten Körperzellen in ihrer Lebenszeit auf ein biologisches Alter hin begrenzt sind und wie man die mit der Zellteilung einhergehende «biologische Uhr» verlangsamen oder sogar stoppen kann. Tod setzt vorheriges Leben voraus, Lebendiges aber zielt nicht per se auf Tod hin, sondern – ganz im Gegenteil – zielt, und zwar gegen alle Tendenz zur Zunahme der Entropie, durch eigene Mechanismen auf die Erhaltung des eigenen Lebens. Zwischen Leben und Tod besteht also ein asymmetrisches Verhältnis. Damit man mit Bezug auf ein konkretes etwas von dessen Tod sprechen kann, muss dieses zuvor am leben gewesen sein, weil mit dem Attribut «tot» das nicht mehr Gegebensein dieses Lebendigen als einem Lebendigen ausgesagt wird. Wenn dessen Leben erloschen ist, dann ist es tot.

biologische Bedeutung

Tod als Erloschensein von Leben kann auf alle unterschiedlichen Manifestationen des Lebendigen bezogen werden: auf die Ebene der einzelnen Zelle sowohl bei Ein- als auch bei Mehrzellern und auf ihre symbiontischen Subebenen ebenso wie auf komplexer integrierte Formen des Lebendigen, auf Organismen sowie deren Teilsysteme d.h. Organe.

Auf Ebene der einzelnen Zelle ist der Zelltod erreicht, wenn die als Funktionen der Selbstorganisation auftretenden geordneten chemischen Prozesse zur Selbsterhaltung nicht mehr ablaufen, wenn der Stoffwechsel erloschen ist oder die morphologische Integrität der Zelle aufgehoben ist, so dass Zellplasma und Organellen in die Umgebung entweichen.

Der Zelltod kann das Ergebnis eines akzidentellen Ereignisses (Nekrose) wie z.B. einer massiven Zellschädigung, einer Verletzung der Membran, einer chemischen Vergiftung, Hitze- oder Kälteschädigung, einer Infektion oder das Ergebnis von Sauerstoffmangel darstellen, oder er kann das Ergebnis einer genetisch angelegten, gezielten Herbeiführung sein (Apoptose; S.50).

Bei den verschränkten Ebenen des Lebendigen kann sich der Tod auf Mikro- und Makroebenen beziehen und dabei je nach Systemrelevanz den Tod auf anderen Ebenen nach sich ziehen. Der Tod einiger Mitochondrien bedingt nicht den Tod einer ganzen Zelle, solange noch genügend andere Mitochondrien aktiv sind. Humane Körperzellen enthalten durchschnittlich 1.000 bis 2.000 Mitochondrien, Leberzellen etwa 6.000 und Muskelzellen, insbesondere der Herzmuskel, entsprechend mehr. Nicht mehr aktive, tote Mitochondrien – oft wird irrtümlich von «verbrauchten» Mitochondrien gesprochen – werden abgebaut, die Reste werden aus der Zelle entsorgt unter Einsatz des endoplasmatischen Retikulums, des Golgi-Apparats sowie der Lysosomen. Sind zu viele Mitochondrien abgestorben, kann der Stoffwechsel der Zelle nicht im notwendigen Maß aufrechterhalten werden, und die ganze Zelle stirbt.

In komplexer systemisch integrierten Formen des Lebendigen wie in einem menschlichen Organismus sind die Zusammenhänge ähnlich. Ausfälle auf unterer Systemebene etwa durch den Tod einzelner Zellen oder Funktionen können infolge der Selbstorganisation auf höherer Ebene kompensiert werden. Übersteigen die Ausfälle ein kritisches Maß, dann kommt das betreffende Organ zum Erliegen oder sogar der ganze Organismus stirbt. Beim Tod des Organismus zieht dies den sukzessiven Verlust der Teilsysteme d.h. der Organe kurzfristig nach sich in einem Prozess, der sich wesentlich auf Zellebene ereignet. Aufgrund der systemisch integrierten Einheit bei komplexeren Formen des Lebendigen kann es keinen Tod geben, der auf einzelne Ebenen beschränkt bliebe. Der Tod bleibt nicht auf eine einzelne Ebene begrenzt, so dass etwa trotz des Todes eines Gesamtorganismus dessen Teilsysteme unbeschadet und auf natürliche Weise weiterleben könnten.

Mit dem Verlust etwa der Lungenfunktion (Organversagen, auch als «Organtod» bezeichnet, z.B. in Form des akuten Lungenversagens ARDS) endet die hinreichende Sauerstoffversorgung für alle übrigen Organe und Zellen im Organismus (Oxygenierungsindex < 200mmHg) und induziert so das Sterben der Zellen und ergo der Organe. Fällt mit der Pumpfunktion des Herzens der Kreislauf aus, bricht ebenfalls die Sauerstoffversorgung in den Zellen und Organen zusammen, und diese sterben ab, weil die notwendigen Stoffwechselprozesse nicht mehr stattfinden können. Versagen die Nieren, verbleiben Stoffwechselprodukte (z.B. Harnstoff, Kreatinin) im Organismus mit der Folge der sukzessiven Vergiftung (Urämie), die sich auf alle Organe und Zellen auswirkt. Mit dem Ausfall bestimmter Areale des Gehirns, dessen mehr als 20 Mrd Neuronen über vielfache Synapsen miteinander verschaltet sind, entfallen deren weitreichende Steuerungsfunktionen etwa des Großhirns für Sprache und Denken, des Kleinhirns im Hinterkopf für die Steuerung von Bewegungen oder des Hirnstamms, zwischen Großhirn und Rückenmark gelegen, aus dem die 12 paarweise angelegten Nervenstränge wie der Trigeminus oder der Vagus entspringen. Die höheren Organfunktionen sind allesamt für den Organismus systemrelevant; den Ausfall einer höheren Organfunktion kann der Organismus nicht aus sich kompensieren. Das Absterben des ganzen Organismus d.h. aller seiner Organfunktionen und integrierten Ebenen des Lebendigen sind unter natürlichen Bedingungen die direkte kausale Folge.

Tod bezogen auf den Organismus als funktionell ganzen

Bezogen auf einen Gesamtorganismus ergibt sich für die Frage nach dem Tod eine zusätzliche Komplexität. Der Tod als Zustand des Erloschenseins von zuvor vorhandenem Leben bezieht sich auf den Gesamtorganismus als eine komplex integrierte Viel-Einheit. Der Organismus in seiner funktionellen Ganzheit existiert als eine derartig integrierte Viel-Einheit und keineswegs losgelöst von dieser integrativen Komplexität vielfältig verschränkter Ebenen des Lebendigen. Durch diese integrierte Viel-Einheit ist seine Ganzheit bestimmt. So wie die Wirklichkeit eines lebendigen Organismus von der Integration des Lebendigen auf mehreren Ebenen gekennzeichnet ist, und nicht etwa die Summe seiner Bestandteile darstellt, sowenig wie ein Organismus lediglich als Resultierende neben seinen Bestandteilen, in gewisser Unabhängigkeit davon, existiert, ebenso wenig kann der Tod eines derartigen Organismus von seiner komplex-integrativen Struktur losgelöst betrachtet werden. Zwar ist bei der Frage nach dem Tod eines Organismus der Tod dieses Organismus als eines Ganzen in Unterscheidung vom Funktionsverlust seiner Teilsysteme in den Blick zu nehmen. Doch stellt sich die Frage, was diese Differenzierung konkret bedeutet.

Zwischen der funktionellen Ganzheit eines Organismus und seinen Teilsystemen ist durchaus zu unterscheiden; die funktionelle Ganzheit ist aufgrund ihrer Verfassung als komplex integrierte Viel-Einheit von den integrierten Bestandteilen jedoch nicht real zu trennen. Sowenig die funktionelle Ganzheit eines Organismus neben seinen Bestandteilen existiert, ebenso wenig ist der Tod dieser Ganzheit von den integrierten Bestandteilen losgelöst zu betrachten. Es handelt sich nicht um Stockwerke einer Pyramide, deren oberstes man losgelöst vom Rest des Gebäudes abtragen könnte. Ein Tier ist keine Pflanze plus X. Ein Mensch ist nicht Tier plus Geist, als ob er sekundär mit den geistigen Funktionen Bewusstsein und Freiheit begabt wäre. Vielmehr ist er als ganzer ein Mensch. Um das Eintreten des Todes auf dieser Gesamtebene aber kreist die Frage.

Bereits aus der Analyse des Lebendigen im Vorkapitel ist deutlich geworden: Die funktionelle Einheit des Organismus ruht auf den zu integrierenden Stufen des Lebendigen auf und beruht auf diesen in komplexer Weise, ohne dass das Leben auf diesen zugrunde liegenden, zu integrierenden Ebenen dadurch aufgehoben würde. So ist Leben auf diesen unterschiedlichen Ebenen innerhalb eines einzigen Organismus sehr wohl zu unterscheiden, die Ebenen sind aber nicht real voneinander zu trennen, weil die unterschiedlichen Ebenen des Lebendigen vielfach ineinander verschränkt sind. Von unten nach oben wird Leben auf höherer Komplexitätsebene ermöglicht, von oben nach unten werden die vielen Teilsysteme und einzelnen Zellen integriert, ausgerichtet und reguliert. Der Gesamtorganismus besteht in und aus und in-über seinen Zellen, welche zugleich in eine höhere Organisationsform, in eine funktionale Viel-Einheit eines komplexen Organismus integriert werden und Organe sowie Organsysteme bilden. Der Tod des Gesamtorganismus als eine funktionelle Ganzheit bedeutet insofern eine Aufhebung dieser integrierten Ganzheit.

Abstrakt lässt sich von der Aufhebung der Integration sprechen, doch was bedeutet dies konkret? Unklar bleibt, ab welchem Maß des Integrationsverlustes der Tod der funktionellen Ganzheit eingetreten ist. Setzt der Tod eines Organismus als funktionelle Ganzheit den gänzlichen Integrationsverlust voraus, da bis zu diesem Zeitpunkt noch bestimmte Integrationsleistungen auf der Ebene des Organismus über die bloßen Bestandteile hinaus erbracht werden?

Sowenig wie die Frage nach dem Lebendigsein abschließend beantwortet werden kann, ebenso wenig ist die Frage des Todes als dem Zustand des Erloschenseins von früherem Leben gänzlich auszuloten, erst recht nicht punktgenau dingfest zu machen. So stellt auch die Frage nach dem Tod nicht nur eine biologische, sondern in fundamentaler Hinsicht eine philosophische Frage dar.

Tod markiert einen Grenzbegriff, der jenen Zustand eines zuvor Lebendigen beschreibt, wenn dessen Leben erloschen ist. Alle Zustände vor diesem Erloschensein stellen Ausdrucksformen des Lebendigen dar. Dies betrifft auch die finale Phase des Lebens während des Erlöschens, wenn die Ausfälle immer weitreichender werden. Jener finale Zustand des endenden Lebens wird als Sterben bezeichnet. Der Zustand des Todes liegt vor, wenn die Prozesse des Sterbens auf den einzelnen verschränkten Ebenen vom Organismus bis zu den Zellen zum Ende gekommen sind.

Kapitel 3

Wie vollzieht sich Sterben?

Sterben bezeichnet jene finale Phase im Leben eines Lebendigen, in welcher sich in den betreffenden physiologischen Prozessen kausal abzeichnet, dass die Lebensvollzüge dieses Lebendigen gerade dabei sind zu erlöschen. Die Phase des Sterbens umfasst alle Zustände vom Beginn jener Prozesse an, deren kausale Folgen schließlich zum Lebensende führen. Insofern bezeichnet Sterben die letzte, finale Lebensphase, welche vom erlöschenden Leben gekennzeichnet ist.

sukzessive Reduzierung der Stoffwechselvorgänge

Das Sterbephase beim Menschen wird durch ein sukzessives Erlöschen der Stoffwechselvorgänge geprägt. Aus denkbar unterschiedlichen Gründen reduziert sich die Sauerstoffversorgung der Körperzellen, sei es aufgrund schwindender Lungenfunktion, verringerten oder unterbleibenden Blutkreislaufs infolge Herzschwäche oder Herzstillstands oder eines reduzierten Sauerstofftransports durch das Blut. Die nicht mehr hinreichende Sauerstoffversorgung der Körperzellen bewirkt eine Reduzierung der Stoffwechselvorgänge in den Zellen, die weitere Ausfälle nach sich zieht, bis infolge diverser Kettenreaktionen immer weitere Zell- und schließlich Organfunktionen zum Erliegen kommen, so dass der Organismus als ganzer sowie in seinen Zellen mangels Versorgung stirbt.

Sterben auf Zellebene

Auf der Ebene der einzelnen Zelle ist zwischen einem unplanmäßigen, pathologischen oder traumatischen und andererseits einem physiologisch konformen, nach einem planvollen Schema ablaufendem Prozess des Sterbens zu unterscheiden. Zu ersterem zählen alle zu einem «ungeordneten» Zelltod führenden Schädigungen, sei es durch Vergiftung oder Oxidation, Zerstörungen auf molekularer Ebene etwa durch Teilchenstrahlung, Schädigungen und Erliegen von Zellfunktionen infolge eines Mangels an Nährstoffen oder an verfügbarem Sauerstoff. Störungen in der Steuerung der Ionenkonzentration von Kalzium und Natrium erhöhen den osmotischen Druck, führen zum Einströmen von Wasser und schließlich zum Aufsprengen der Zelle wegen Überdehnung der Membran. Das ausgetretene Plasma mit den degradierten Zellbestandteilen und lysosomalen Proteinen führt seitens des Organismus zu Immunreaktionen mit Entzündungen in angrenzenden Gewebebereichen. Dieser Prozess wird als Nekrose bezeichnet.

Von einem derartigen, unkoordinierten Zellsterben ist der nach einem planvollen Schema ablaufende programmierte Zelltod zu unterscheiden. Die sog. Apoptose stellt eine Abfolge von bestimmten Prozessen dar, die im Ergebnis auf eine koordinierte Auflösung der Bestandteile der einzelnen Zelle gerichtet sind, nach Art eines Selbstzerstörungsprogramms, dessen Verlauf insbesondere durch die Mitochondrien koordiniert wird. Die Apoptose kann von außerhalb der Zelle über sog. Todesrezeptoren an der Zellmembran ausgelöst werden oder aus der Zelle selbst entweder durch das endoplamatische Reticulum oder durch die Mitochondrien initiiert sein. Dabei wird ein komplexer Mechanismus in Gang gesetzt, bei dem 10 Typen von Caspasen-Enzymen die Aufspaltung von Proteinen u.a. des Zytoskeletts bewirken. Auch die DNA wird in kleine Abschnitte von etwa 200 Basenpaaren sezessiert. Durch ionengesteuerte Osmose verliert die Zelle an Flüssigkeit aus ihrem Plasma und büßt dadurch deutlich an Volumen ein. Nach und nach werden membranummantelte kleine Bereiche der Zelle mit molekularen Resten abgeschnürt. Aufgrund der Membranummantelung kommt es im Unterschied zur Nekrose zu keinen Entzündungsreaktionen im Umfeld. Die ummantelten Zellreste werden durch Fresszellen des Organismus kontrolliert eliminiert.[17]

Die Apoptose stellt einen geordneten Prozess dar, selektiv Zellen gezielt zu eliminieren. Dieser Mechanismus ist über die Entsorgung funktionsuntüchtiger Zellen hinaus von zentraler Bedeutung sowohl im Rahmen der Ausdifferenzierung und Entwicklung eines wachsenden Organismus als auch im adulten Organismus zur Zellerneuerung, zur Selektion von Keimzellen sowie zum Abbau von Immunzellen. Insofern zeigt sich im programmierten Zelltod ein Grad von Selbstorganisation auch über die Ebene der einzelnen Zelle hinaus. Im lebendigen Organismus werden abgestorbene Zellen zumeist durch neue Zellen aus Zellteilung bestehender Zellen und deren anschließendem Wachstum ersetzt (Zellproliferation). Gelingt es nicht, die entstandenen Lücken durch entsprechende neue Gewebezellen zu schließen, wird die Erneuerung aus dem Bindegewebe heraus substituiert. Dabei entsteht eine Narbe. Übersteigt die Zelltodrate jene der Proliferation, können Erkrankungen wie die neuro-degenerative Chorea Huntington, Morbus Alzheimer oder Morbus Parkinson die Folge sein. Bei einer HIV-Erkrankung übersteigt die Apoptose der T-Immunzellen deren Proliferation bei weitem, so dass eine ausgeprägte Immunschwäche resultiert. Umgekehrt ist bei bestimmten Autoimmunerkrankungen die Apoptose gestört, so dass z.B. autoreaktive B- und T-Immunzellen nicht vorab selektiert und zerstört werden. Bei Tumorzellen ist die Apoptose gehemmt, zugleich aber wird die Proliferation gefördert. An derartigen Erkrankungen wird deutlich, welche Konsequenzen aus einem Missverhältnis zwischen Apoptose und Proliferation resultieren können.

Im angemessen Verhältnis zur Proliferation ist der Prozess des programmierten Zelltods für einen Organismus instrumentell unverzichtbar. Bei einem Menschen im Erwachsenenalter sterben pro Sekunde etwa 50 Mio Zellen ab und werden überwiegend durch neue ersetzt. Von den ca. 20 Mrd Nervenzellen im Gehirn sterben pro Tag etwa 100.000 ab. Leberzellen werden ca. 8 Monate alt, Knochenzellen können ein Alter von 30 Jahre erreichen.

Mit jeder Replikation der DNA d.h. mit jeder Zellteilung verkürzen sich jedoch die Endstücke der Chromosomen, die Telomere, da die äußersten Enden jeweils nicht repliziert werden können. Unterschreiten die Telomere, die beim Menschen und anderen Wirbeltieren aus der Sequenz TTAGGG bestehen, eine gewisse Länge, die bei ca. 4.000 Basenpaaren liegt, ist keine Replikation und damit keine Zellteilung mehr möglich. Daher ist die Gesamtzahl der möglichen Teilungen einer Zelle über die Generationen hin und damit die Proliferation im Organismus begrenzt. An den dadurch bedingten Ausfällen manifestiert sich die Alterung eines Organismus. In einigen Zelltypen wirkt ein bestimmtes Enzym namens Telomerase diesem Prozess jedoch entgegen, indem es an den Chromosomenden einen aktiven Aufbau der Telomere leistet, so dass deren Replikations- und damit Zellteilungsrate keiner impliziten Begrenzung mehr unterliegt. Dies ist bei Keimzellen und Stammzellen sowie bei Krebszellen der Fall. Auch auf der Ebene der Mitochondrien manifestiert sich Alterung, indem bei der ATP-Synthese freigesetzte Sauerstoffradikale das Erbgut der Mitochondrien schädigen, was langfristig zu deren Funktionsverlust führen kann.

Sterben eines menschlichen Organismus

Der Prozess des Sterbens betrifft alle bekannten Formen des Lebendigen, von der einzelnen Zelle bis zum komplex integrierten Organismus. Dabei ist die Ebene des Gesamtorganismus als einer funktionalen Einheit von der Ebene der einzelnen Zellen, die je für sich und in funktionalen Verbünden lebendig sind, sterben und ggf. erneuert werden, zu unterscheiden.

Entsprechend der Integration und der Systemrelevanz können Absterbeprozesse im kleinen für einen Gesamtorganismus entweder irrelevant verlaufen und durch das Gesamtsystem zu kompensieren sein. Ab einem gewissen Ausmaß oder einer bestimmten Qualität sind die Ausfälle innerhalb des Gesamtorganismus jedoch nicht mehr zu kompensieren. In diesem Fall initiieren Sterbeprozesse auf der Ebene einzelner Zellen oder Organe das Sterben des gesamten Organismus, und wirken von dieser Makroebene aus auf die übrigen integrierten Subsysteme und Zellen zurück, entsprechend den vielfältigen Wechselwirkungen über alle integrierten Stufen des Lebendigen.

Das Sterben eines integrierten Organismus vollzieht sich entlang aller komplex integrierten Ebenen des Lebendigen entsprechend ihrer systemischen Bedeutung. Sterbeprozesse werden in spezifischer Weise auf allen Ebenen des Lebendigen, auch auf der Ebene des Gesamtorganismus wirksam und sichtbar. Das Sterben eines Menschen trägt daher in seinen Phasen und seiner Gestalt spezifische Kennzeichen.

Die erste Phase innerhalb des natürlichen Sterbeprozesses ist durch die merklich schwächer werdenden und allmählich schwindenden Lebensfunktionen in Verbindung mit den damit einhergehenden Ausfällen und Einschränkungen gezeichnet. Die Abbauprozesse werden nicht mehr in hinreichendem Maß durch Aufbauprozesse kompensiert. Das Ausmaß des Stoffwechsels geht merklich zurück. Das Gehirn reagiert mit der Ausschüttung von Stresshormonen, die nach Art endogener Opiate Schmerzen lindern und beruhigend wirken. Die betreffende Person verspürt keinen Hunger und keinen Durst mehr. Die folgende Austrocknung bedingt eine weiter zurückgehende Durchblutung sowie die Ausschüttung von weiteren Stresshormonen. Hände und Fuße kühlen sich aufgrund fehlender Durchblutung immer weiter ab; Füße werden fleckig, Zehennägel färben sich bläulich. Gesicht und Lippen werden blass, die Haut erscheint wachsartig.

Nach der Peripherie wird auch der Zentralbereich einschließlich der Organe von der abnehmenden Durchblutung und somit von rückläufiger Nähr- und Sauerstoffversorgung erfasst. Infolgedessen gehen die Organfunktionen zurück. Magen und Darm hören auf zu arbeiten. Die Atmung wird flach. Bronchialschleim fließt infolge der Austrocknung nicht mehr ab und verursacht ein brodelndes Atemgeräusch, das in Form eines präfinalen Rasselns um Ausdruck kommt. Der Sterbende kann nicht mehr husten oder schlucken. Erschwertes Atmen durch den Mund führt zu Trockenheit in Mund und Hals. Die Nieren werden kaum mehr durchblutet, Abfall- und Giftstoffe verbleiben im Blut und beeinträchtigen die Zellfunktionen zunehmend.

Ausgeprägte Unruhe, sowohl körperlich-motorischer als auch psychischer Art, äußert sich etwa im Drang, aufstehen zu wollen, die Bettdecke wegzuschieben oder Kleidung loszuwerden. Dann aber führt die Kraftlosigkeit zu anhaltender Müdigkeit, Schläfrigkeit, zu einem anscheinend nur halbwachen Zustand, der geprägt ist von Teilnahmslosigkeit gegenüber der Umwelt, von geringer Interaktion und Kommunikation. Der Sterbende zieht sich auch personal nach innen zurück. Nachlassende Hirnfunktionen bewirken eine nur noch eingeschränkte Wahrnehmungsfähigkeit, ein Schwinden der sinnlichen Wahrnehmung, nachlassende Hör- und Sehfähigkeit bis hin zur Blindheit. Aufgrund hoher Konzentrationen an Giftstoffen im Blut und geringer Sauerstoffzufuhr kommt es zu Ausfällen in Nervenzellen des Gehirns und infolgedessen möglicherweise zur Bewusstlosigkeit.

Ein nur noch schwacher Puls und dadurch bedingter Abfall des Blutdrucks gehen über in vereinzelte Aussetzer beim Herzschlag. Die rasselnde, röchelnde Atmung verändert sich in der Phase von Agonie und Todeskampf daher immer wieder zum Schnappatem nach Luft.

Ab dem gänzlichen Ausfall von Herzschlag und Atmung, dem Herz-Kreislauf-Stillstand (klinischer Tod), endet mit dem Bluttransport auch die Sauerstoffversorgung der Zellen. Nach und nach fallen alle organischen Funktionen aus, sofern sie nicht intensivmedizinisch substituiert werden, wodurch das Fortschreiten des Sterbeprozesses aufgehalten würde. Ohne intensivmedizinische Substitutionsmaßnahmen fallen innerhalb weniger Minuten nach Ende der Sauerstoffversorgung zunächst jene Zellen mit dem höchsten Sauerstoffbedarf aus und sterben ab. Dies betrifft zuerst Gehirn- und andere Nervenzellen in einem Zeitraum von etwa 5 bis 10 Minuten. Mit diesen entfallen die wesentlichen Organfunktionen des Gehirns. Dabei sind als erstes die Organfunktionen des Großhirns betroffen, da dessen Zellen die höchste Stoffwechselrate aufweisen. Daraufhin kommen sukzessive die Zellfunktionen der übrigen Hirnareale zum Erliegen.

Andere Gewebearten erliegen dem Sauerstoffmangel weniger schnell als Nervenzellen. Für einige Minuten bleiben die Zellfunktionen der noch nicht ausgefallenen Organe erhalten, bis auch diese Zellen absterben. Die Zellen des hochaktiven Herzmuskels erliegen nach etwa 15 Minuten ohne Sauerstoffzufuhr, Zellen der Skelettmuskulatur nach ca. 8 Stunden, da deren Energieumsatz im bewegungsfreien Zustand sehr gering ist, und diese Muskelzellen aufgrund geringer Stoffwechselrate einen gewissen Zeitraum überdauern können, bis ihr Stoffwechsel zum Erliegen kommt, und die Zellen absterben.

Pupillen bleiben noch etwa 15 Stunden lang reaktionsfähig. Noch etwa 20 Stunden lang können zahlreiche Muskeln kontrahieren aufgrund eines mechanischen oder eines elektrischen Impulses. Zellen mit geringer Stoffwechselaktivität wie Bindegewebszellen oder Knochenzellen können mit am längsten überdauern. Knorpel- und Hornhautzellen bleiben wegen ihrer geringen direkten Abhängigkeit vom Blutkreislauf bis zu drei Tage lang funktionstüchtig. Spermien bleiben teilweise noch 4 bis 5 Tage lang lebendig, funktions- und zeugungsfähig, bis auch diese absterben.[18]

Die Phase zwischen Herz-Kreislauf-Stillstand bis hin zum Absterben der letzten Zellen des Organismus wird als sog. intermediäres Leben bezeichnet. Entsprechend der Kausalkette, einer Todessequenz, bedingt der Sauerstoffmangel sukzessive das Erliegen des Stoffwechsels und das Absterben aller Zellen. Mit dem Absterben der letzten Zellen im Organismus ist das Leben im Organismus vollständig erloschen (Ganztod, Zelltod), und der Zustand des Todes im biologischen Sinn ist dann eingetreten.

Der Sterbeprozess als Prozess des Erlöschens der Lebensfunktionen weist eine zeitliche Erstreckung auf, die entsprechend der Kausalkette im Einzelfall eher kurz oder in der Mehrzahl der Fälle eher gedehnt verläuft. Weder der Anfang noch das Ende des Sterbeprozesses sind punktuell festzumachen, weil die Prozesse des Absterbens sich je nach Ebene und nach Gewebeart unterschiedlich lang erstrecken. Bereits der Anfang des Sterbeprozesses ist empirisch nicht klar abzugrenzen. Dass die finale Lebensphase erreicht ist, zeigt sich erst im Verlauf dieser Phase an den physiologischen Manifestationen des endenden Lebens.

Der Sterbeprozess erstreckt sich in der Mehrzahl der Fälle über einen längeren Zeitraum, in dem die Lebensvollzüge bereits so weit eingeschränkt sind, dass sich das endende Leben in der Ausdrucksgestalt von sichtbaren Indizien direkt abzeichnet. Dies ist insbesondere bei chronischen Erkrankungen der Fall, da in diesen Fällen die biochemischen Kettenreaktionen erst sukzessive das eigentliche lebenskritische Stadium erreichen.

Der Sterbeprozess kann aber auch vergleichsweise rasch verlaufen. Dies ist etwa beim plötzlichen oder Sekundenherztod («Herzschlag») der Fall, der in Deutschland die Todesursache für etwa 100.000 bis 200.000 Personen pro Jahr darstellt, wobei diese Diagnose de facto teilweise auch mangels anderer erkennbarer Todesursachen gestellt wird. Ursache für den Sekundenherztod ist meist eine koronare Herzerkrankung bzw. eine Störung der regelmäßigen elektrischen Impulse, begünstigt etwa durch eine Mutation am Gen NOS1AP. Dem plötzlichen Herztod voraus geht eine Entgleisung der elektrischen Pulsgebung, die Herzfrequenz gerät aus dem Rhythmus und steigt stark an. Daraus resultiert ein Kammerflimmern, wobei die einzelnen Muskelfasern unkoordiniert kontrahieren, und die Pumpfunktion zum Erliegen kommt. Der Herz-Kreislauf-Stillstand führt zur Bewusstlosigkeit innerhalb von ein bis zwei Minuten und erst nachfolgend zum Tod des Organismus. Auch das Ereignis des Sekundenherztods umfasst somit einen gedehnten Prozess, der sich vom Herz-Kreislauf-Stillstand bis zum sauerstoffmangelbedingten Erlöschen der Lebensfunktionen erstreckt.

Die Bezeichnung «Sekundenherztod» erscheint insofern irreführend, da diese auf das Phänomen des Herzstillstands und des Ausfalls der Pumpfunktion abzielt. Dieser Pumpfunktionsverlust stellt jedoch erst den Beginn der Todessequenz dar, welche per se einen Prozess umfasst und zeitlich gedehnt zwischen dem Herz-Kreislauf-Stillstand bis zum sauerstoffmangelbedingten Erlöschen der Lebensfunktionen abläuft. Der Sekundenherztod stellt also keineswegs ein Punktereignis dar. Auch bei anderen kurzfristigen Todesursachen wie etwa einer Gehirnblutung oder bei einem Unfall, sogar bei einer Explosion nimmt die kausale Kette der Schädigungen einen gewissen Zeitraum in Anspruch.

Der Anfang des Sterbeprozesses ist nicht klar abzugrenzen, er entzieht sich dem exakten Zugriff. Dass die finale Phase eingeleitet ist, ist erst in deren Verlauf an den dargestellten sichtbaren Zeichen zu erkennen. Ebenso ist das Ende des Sterbeprozesses nicht exakt abzugrenzen, und entzieht sich gleichfalls dem Zugriff. Dies ist nicht etwa aufgrund diagnostischen Mangels der Fall, sondern ist dem Prozesscharakter des Sterbens immanent. Sterben bezeichnet den Prozess des erlöschenden Lebens. Dies umfasst eine (Kausal-)Kette von Ereignissen, und zwar auf allen Ebenen des Lebendigen, die in einem komplexen Organismus integriert sind. Wie das Lebendige auf den einzelnen integrierten Ebenen in komplexer Weise besteht, ohne dabei das Lebendigsein auf den integrierten Ebenen aufzuheben, so betrifft auch das Sterben eines Organismus in komplexer Weise alle Formen des Lebendigen auf den diversen integrierten Ebenen.

Im Prozess des Sterbens erlöschen die Lebensvollzüge sukzessive. Soweit es sich aber noch um (ausgehende) Lebensvollzüge handelt, gehören diese zur Seite des Lebens. Sterben stellt eine Lebensphase dar, wenn auch die finale. Man stirbt also keinen Tod, sondern man stirbt aus dem Leben. Der Sterbeprozess gehört zum Leben.

Sterben: vom lebensnah-alltäglichen Ereignis zum klinischen Faktum

Beim Sterben eines Menschen stehen die zum Erlöschen des Lebens führenden Prozesse als systemumgreifende multikausale Kettenreaktion in einem engen Zusammenhang. Sie verlaufen zueinander assoziiert und liegen natürlicherweise auch zeitlich eng beisammen. Von dieser Erfahrung sind kulturgeschichtlich die Auffassung vom Tod sowie der Umgang mit Sterbenden und Toten durch die Epochen bis zur Mitte des 20. Jhd. geprägt.

Bereits in der Antike waren wesentliche Zusammenhänge im menschlichen Sterbeprozess bekannt. Die Organe Herz, Lunge und Gehirn wurden als mögliche Eintrittspforten des Todes angesehen. Sterben und Tod lagen jedoch nicht im Zuständigkeitsbereich der Ärzte. Deren Tun blieb auf jegliche Maßnahmen gegen Krankheiten «zum Nutzen der Kranken» gerichtet, wie es im Eid des Hippokrates zum Ausdruck kommt. Die ärztliche Heilkunst endete, sobald die Zeichen des ausgehenden Lebens erkennbar wurden, und für kurative Maßnahmen keine Aussicht auf Erfolg mehr bestand. Sterben und Tod galten als der menschlichen Verfügbarkeit enthoben, auch über den griechisch-römischen Kulturkreis hinaus.

Die griechische Mythologie bringt das damalige Bewusstsein zum Ausdruck, dass das Leben der sterblichen Menschen von jenem der unsterblich vorgestellten Götter grundverschieden ist. Der Tod ist für jeden Menschen unausweichlich. Die heroischen Helden der Mythen ergeben sich gelassen in ihr Schicksal, wenn der Tod naht, weil er nicht abzuwenden ist. Der Gott Hades gilt als unerbittlich, man kann ihn nicht zähmen.[19] In der mythischen Theogonie bei Hesiod werden Thanatos/Tod und Hypnos/Schlaf als Brüder vorgestellt, die beide aus der Göttin Nyx/Nacht geboren sind.[20] Hera verbietet Zeus ein Eingreifen selbst gegen den Tod seines aus Europa geborenen Sohnes Minos. Thanatos und Hypnos tragen den Leichnam fort. Nach ihrem Tod wird den Sterblichen eine nur noch schattenhafte Existenz im Reich des Hades beigemessen. Um in den Hades hinein zu gelangen, ist der Erweis der letzten Ehre in Form von Grabhügel und Grabstein von unverzichtbarer Bedeutung.[21] Erst dieser Ehrerweis auf Erden als Ausdruck eines Gedächtnisses ermöglicht dem Toten den Eingang in das Schattenreich des Hades. Die sichtbaren Grabeszeichen verweisen auf den Verstorbenen und bleiben solange von Bedeutung, wie es Leute gibt, die sich an den Toten erinnern. Hades-Existenz und Erinnerung auf Erden greifen ineinander. Das kollektive Totengedächtnis etwa für die Kriegsgefallenen ist daher als Aufgabe der ganzen Polis zugewiesen.

Über den Mythos hinaus suchten die Philosophen, den Logos von allem zu ergründen. Die Frage der ionischen Naturphilosophen nach dem Urgrund von allem richtet sich dabei nicht nur auf das Entstehen, sondern schließt auch das Vergehen ein. Näherhin sind in der griechischen Philosophie drei Konzeptionen vom Tod zu unterscheiden, die geistesgeschichtlich relevant geworden sind. Bei Heraklit steht der Tod im Kreislauf des Lebens aus Werden und Vergehen, welcher sein Maß in der Dynamik des Logos-Feuers hat. Bei Pythagoras, die Orphik aufnehmend und von Platon rezipiert, bedeutet der Tot die Befreiung der Seele aus dem Kerker des Leibes. In der Naturphilosophie des Empedokles (Demokrit, Epikur) zieht der Tod eines Lebewesens die Entmischung seiner Elemente über einen gewissen Zeitraum nach sich, die damit wieder in den Urzustand gelangen. Der Zeitbedarf des Prozesses erklärte, warum bei einem soeben Verstorbenen Haare und Nägel noch wachsen konnten. Die Vier-Elemente-Lehre Feuer, Wasser, Luft und Erde zählte zur allgemein verbreiteten Auffassung. Davon abgeleitet wurde die Vier-Säfte-Lehre Blut, Schleim, gelbe Galle und schwarze Galle mit den Qualitäten warm-feucht, kalt-feucht, warm-trocken und kalt-trocken.[22]

Eine empirische Erforschung des Todes findet in der Antike kaum statt. Der Tod bleibt schlechthin unverfügbar. Die in der Heilkunst tätigen Ärzte beendeten bei den aufziehenden Anzeichen des Sterbens (vgl. facies hippocratica) ihren Einsatz und zogen sich zurück. Die Feststellung, dass jemand gestorben, nunmehr tot und zu bestatten war, erschien allgemein evident, einleuchtend, nicht umstritten, lag doch der Umgang mit Sterben und Tot innerhalb der alltäglichen Lebenserfahrung. Eine fachliche Expertise zur Todesfeststellung war nicht vonnöten. Für die Pflege der Sterbenden und die Bestattung der Toten waren die Angehörigen zuständig.

Der familiär vertraute Umgang mit Sterbenden und Toten bleibt auch im Mittelalter erhalten. Weiterhin stellen die Ärzte oder Klostermediziner bei aufziehenden Anzeichen des Sterbens ihren Dienst ein, auch um nicht in den schlechten Ruf zu geraten, für jemandes Tod schuldhaft verantwortlich zu sein oder Honorarprofit aus einer aussichtslosen Behandlung eines Todgeweihten zu schlagen. Den Platz beim Sterbenden nimmt neben den Angehörigen nun der Priester ein, um mit Wegzehrung und letzter Ölung den Sterbenden für den Tod bereit zu machen, der als Übergang zu einem jenseitigen Leben in Himmel oder Hölle geglaubt wird. An den Eintritt des Herztodes schließen sich Totengebete zum Teil mit Ablassgewinnung und Messzuwendungen zugunsten des Verstorbenen an, um zu dessen Seelenheil bestmöglich beizutragen. Lebende und Tote verbindet eine Gemeinschaft über den Tod hinaus. Dominierend aber bleibt im hohen Mittelalter die Angst vor dem jüngsten Gericht und ewigen Höllenstrafen, welche abzuwenden die Sakramente als Heilmittel angesehen werden. Den Tod will man, da er nun einmal unausweichlich ist, am besten vorbereitet und sakramental gestärkt erleiden. Der plötzliche Tod, ohne versehen zu sein, gilt als Übel, vor dem man verschont zu bleiben bittet.

Ein derart plötzlicher Tod tritt für Millionen von Menschen mit den Hungerkatastrophen infolge der kleinen Eiszeit sowie mit der Pest im 14. Jhd. ein. Klimabedingte Ernteausfälle führten zum Großen Hunger von 1315. 1346/47 ließ die nasskalte Witterung das Getreide verfaulen und hinterließ die Übriggebliebenen, die nicht verhungert waren, so geschwächt, dass in den folgenden Jahren bis 1352 etwa die Hälfte der Bevölkerung Europas der Pest zum Opfer fiel.

Statt dem unausweichlichen Tod an einem natürlichen Lebensende fällt der schwarze Tod in der Pandemie von 1348 bis 1353 schlagartig über Europa und reißt ca. 25 Mio Todesopfer unerwartet aus ihrem Leben, was einem Drittel der damaligen – zuvor allerdings rasant gewachsenen – Bevölkerung entspricht. Einige Regionen werden sogar gänzlich entvölkert. Dieser plötzlich und mit Wucht auftretende Tod wird nicht nur als großer Schrecken empfunden, sondern auch als eine gegnerische Herausforderung, welcher zu begegnen die Ärzte jedoch nicht gewachsen sind. Dem Tod wird in der Folge verstärkt distanziert und mit Angst begegnet. Statt des Übergangs in ein jenseitiges Leben rückt in der Wahrnehmung des Todes der Aspekt des Abbruchs des diesseitigen Lebens in den Vordergrund.

Mit der Rezeption der Antike und der Entstehung der modernen Wissenschaften steigt das Interesse an praktischer Anatomie. Das Sezieren des Leichnams, von Bonifatius VIII. noch im Jahr 1299 bei Androhung der Exkommunikation untersagt, kommt insbesondere in den Universitäten zur Anwendung, um so eigene Erkenntnisse über den Menschen jenseits des klassischen, überkommenen Lehrbuchwissens zu gewinnen. Zur Zeit der Renaissance noch mit großem Staunen über das Wunder des Lebens und gleichsam mit großer Andacht und religiöser Bewunderung durchgeführt, begegnet im 17. Jhd. das Sezieren zum Zweck anschaulichen Anatomieunterrichts in eigens errichteten theatergleichen Hörsälen zunehmend säkularisiert (anatomisches Theater). Im Sezieren begegnet nun auch der Versuch, sich des Todes zu bemächtigen, dessen Unverfügbarkeit praktisch zu widersprechen und das kulturelle Tabu zu durchbrechen.

Das Prinzip von Newtons Mechanik wird auch auf den Bereich des Lebendigen übertragen. Experimente in vivo führen zu weiteren empirischen Erkenntnissen über die Herzfunktion und den Blutkreislauf. Insgesamt wandelt sich im 17. Jhd. die Medizin von einer praktischen Heilkunst zu einer wissenschaftlichen, universitär ausgerichteten Disziplin. Deren Zuständigkeit endet nun nicht mehr, sobald ein Patient zu sterben beginnt. Versuche, das Leben zu verlängern sowie ein wissenschaftliches Interesse an Sterben und Tod rücken die letzten Dinge näher an den Bereich der Verfügbarkeit. Sterben und Tod werden unter der betreffenden Rücksicht zu medizinischen Problemstellungen. Zugleich werden Sterben und Tod unter ausschließlich dieser Rücksicht und ohne christliche Sinndeutung der Wahrnehmung nach zu einem recht banalen Ende eines Lebens, das man in dieser Welt hoffentlich möglichst erfüllt gelebt haben mag, und das man an dessen Ende möglichst schnell und schmerzfrei überstanden wissen will – eine Auffassung, die in größtem Kontrast zur antiken und mittelalterlichen Sicht auf Sterben und Tod steht.

Die Grenze zwischen Leben und Tod entzieht sich dem exakten Zugriff. Beispiele für lebend Bestattete nähren eine verbreitete Angst vor dem Scheintod, die im 18. und 19. Jhd panische Ausmaße annimmt. Das Phänomen, vorübergehend keine wahrnehmbaren Lebenszeichen mehr zu zeigen, bringt die Forderung nach erhärteten Kriterien für die Feststellung des Todes auf. Tests für das Vorliegen von Atmung (beschlagende Spiegel, sich bewegende Kerzenflammen oder Federn) oder Schmerzreaktionstests kommen zur Anwendung. Zunehmend werden Ärzte mit der Todesfeststellung befasst. 1792 wird in Weimar das erste Leichenschauhaus in Betrieb genommen, um der Skepsis bezüglich der Todesfeststellung zu begegnen. Erfahrungen mit Reanimation durch manuelle Verfahren, Atemspende, Elektroschocks oder chemische Methoden rücken den bis dato unverfügbaren Grenzbereich am Ende des Lebens näher an den Bereich der technischen Machbarkeit und Verfügbarkeit.

Gelang die Reanimation nicht, schien das letztmögliche medizinische Verfahren ausgereizt, und der Arzt konnte nur noch den Tod feststellen unter Anwendung des zu jener Zeit anerkannten Kriteriums, dass die Pumptätigkeit des Herzens sowie die Atmung endgültig ausgefallen sind und nicht wiederhergestellt werden können.

Kapitel 4

Das Hirntod-Konzept

Vorgeschichte: Vom natürlich-einheitlichen zum intensivmedizinisch-entkoppelten Sterbeprozess

Das aus dem 19. Jhd. stammende Kriterium für das Vorliegen des Todes, dass die Pumptätigkeit des Herzens sowie die Atmung endgültig ausgefallen sind und nicht wiederhergestellt werden können, erwies sich als tragfähig, solange die zum Erlöschen des Lebens führenden Prozesse, die als eine systemumgreifende multikausale Kettenreaktion in engem Zusammenhang miteinander stehen, natürlicherweise auch zeitlich eng beisammen liegen. Durch die Entwicklung der Intensivmedizin seit der Mitte des 20. Jhd. wurde der natürliche Zusammenhang von Herztätigkeit und Atemfunktion als Voraussetzung für das Lebendigsein insofern aufgehoben, als infolge technischer Innovationen Organfunktionen bei intensivmedizinisch betreuten Patienten durch maschinelle Ersatzleistungen substituiert werden konnten.

Die wesentliche Voraussetzung für die Entwicklung der modernen Intensivmedizin stellt neben zahlreichen technologischen Innovationen im Detail vor allem die fortentwickelte Technik der künstlichen Beatmung dar. Deren Wurzeln reichen einerseits auf die Entwicklung der Eisernen Lunge zurück, eine den Körper des Patienten luftdicht umschließende Kammer, aus welcher nur der Kopf des Patienten herausragt. Im Inneren der Kammer wurde ein Unterdruck erzeugt, so dass aufgrund des Druckunterschieds Luft von außen in die Lunge des Patienten gedrückt wurde, und die Lungen gebläht blieben. Erste Vorläufertypen der eisernen Lunge entstanden bereits 1876, bevor sie von Philip Drinker in den 20er Jahren des 20. Jhd für den Einsatz zur Beatmung von lungenkranken Patienten zur Reife gebracht wurden. Die Eiserne Lunge erreichte im Zusammenhang mit den Polio-Epidemien weite Verbreitung, da bei Polio eine Muskellähmung eine eigene Atmung unmöglich macht, sei es über einen kurzen akuten oder auch über einen längeren Zeitraum. In Fällen von Schlucklähmung oder bei starkem Speichelfluss konnten die Atemwege jedoch nicht ausreichend frei gehalten werden, um mit der Eisernen Lunge zu beatmen, so dass einige Patienten während der Beatmungsversuche erstickten.[23]

Der Anästhesist Björn Ibsen verbesserte das Verfahren, indem er 1952, auf dem Höhepunkt der Polio-Epidemie, bei einem Mädchen in Kopenhagen einen Tubus in die Luftröhre einsetzte. Versuche, diese frei zu halten, erwiesen sich als nicht verträglich mit der Eigenatmungsaktivität, so dass Ibsen die Eigenatmung des Mädchens durch Narkose vorübergehend ausschaltete. In diesem Zustand war eine künstliche Beatmung per Beatmungsbeutel ohne Beeinträchtigung möglich.

Verbesserungen beim Beatmungsbeutel und an der Technik der Beatmungsgeräte bis hin zum druckgesteuerten Respirator im Zusammenhang mit einer Intubation und einer geeigneten Narkose ermöglichten eine Fortentwicklung der Thoraxmedizin und chirurgischer Verfahren. Die Herz-Lungen-Maschine kam erstmals 1953 bei einer OP durch John Gibbon zum Einsatz, der sie über Jahre hinweg entwickelt hatte. Ihre Funktionen wurden in den Folgejahren insbesondere durch Bjork und Kirklin perfektioniert. 1954 leitete Ibsen die erste speziell eingerichtete Intensivstation am Blegdans-Hospital in Kopenhagen. In Verbindung mit weiteren medizinischen Verfahren aus der Herzmedizin und Reanimation etablierte sich im Kontext der Anästhesie in kürzester Zeit die klinische Intensivmedizin, die Operationen unter Substitution der Vitalfunktionen ermöglichte und die Patienten trotz eines lebensbedrohlichen Zustands über einen längeren Zeitraum unter künstlicher Beatmung am Leben erhalten konnte. In diesem Zusammenhang erhob sich die Frage, wie lange die Vitalfunktionen eines Menschen in intensivmedizinischer Betreuung apparativ aufrecht zu erhalten waren, oder ab welchem Stadium die künstliche Aufrechterhaltung der Vitalfunktionen abgebrochen werden durfte oder sogar abgebrochen werden sollte, weil die Wiedererlangung eines Zustands, jemals die vitalen Lebensfunktionen aus eigener Kraft aufrechterhalten zu können, aufgrund einer irreversiblen schwerwiegenden Schädigung des Gehirns nicht mehr im Bereich des Möglichen lag.

Nunmehr würde eine schwere Schädigung des Hirnstamms, welche unter normalen Umständen den Verlust vitaler Funktionen zur Folge hat, unter der Bedingung intensivmedizinischer Betreuung nicht mehr automatisch diese Konsequenzen unmittelbar nach sich ziehen, da die Aufrechterhaltung der Vitalfunktionen auf der Intensivstation apparativ von außen gewährleistet werden kann. In der klinischen Praxis gab es fortan unter den neuen Bedingungen vermehrt schwere Koma-Zustände zu beobachten, bei denen die am Leben erhaltenen Patienten infolge ihrer Hirnschädigung nicht mehr in der Lage waren, selbständig zu atmen. Zuvor wären derartige Patienten zwangsläufig verstorben – nun nicht mehr. Koma-Zustände schwerster Bewusstlosigkeit (griech. «tiefer Schlaf») – im Unterschied zum Wachkoma, bei dem Vitalfunktionen wie die Atmung noch erhalten sind – sind energiesparende Notfallprogramme des Körpers, Folge eines schwerwiegenden, lebensbedrohlichen Funktionsverlusts im Großhirn oder im Hirnstamm, hervorgerufen etwa durch Schlaganfall, Trauma, Tumor oder Entzündung. Man unterscheidet vier Schweregrade beim Koma: Beim ersten Grad werden kräftezehrende Schmerzreize abgewehrt, gewisse Reflexe wie z.B. Pupillenbewegungen sind jedoch intakt. Beim vierten Grad schließlich sind keine Reaktionen auf Schmerzreize mehr zu erkennen, keine Pupillenreaktionen, und auch weitere Schutzreflexe wie Husten- oder Würgereflexe, deren Steuerung auf den Hirnstamm zurückgeht, sind in diesem Zustand ausgefallen.

Etablierung des Konzepts vom sog. Hirntod

Im Kontext der neuen Situation haben die französischen Neurologen Pierre Mollaret (1898-1987) und Maurice Goulon (1919-2008) aus ihrer klinischen Praxis in Paris in einem einflussreich gewordenen Fachartikel von 1959 jenen Zustand beschrieben, dass das Gehirn von 23 Patienten aufgrund eines längeren Atemstillstands wegen des Sauerstoffmangels derart schwerwiegend und irreversibel geschädigt war, dass das EEG (das Messverfahren wurde bereits 1924 erfunden) keine Hirnströme mehr anzeigte, dass die Hirnstamm-Funktionen und somit die Steuerung der Atmung ausgefallen waren, letztere jedoch nunmehr maschinell aufrecht erhalten wurde, und das Herz unabhängig davon weiter pulsieren konnte. Fortan gab es also Patienten mit Gehirnversagen, ohne dass Herzversagen die direkte Folge war, da die Atemfunktion auch über einen längeren Zeitraum von teilweise mehreren Jahren erfolgreich substituiert werden konnte. Die betreffenden Patienten verfügten einerseits über kein funktionsfähiges Gehirnorgan mehr, andererseits lagen sie mit aufrecht erhaltenen Vitalfunktionen als Patient in den Kliniken. Mollaret und Goulon bezeichneten diesen neuartigen Zustand als «Coma dépassé».[24]

Mit der Verbreitung der intensivmedizinischen Praxis einer auch dauerhaft möglichen künstlichen Beatmung und nach Einführung der externen Herzmassage 1960 und der Herz-Lungen-Wiederbelebung nahm die Zahl der Patienten auf den Intensivstationen stetig zu, deren Hirnfunktionen stark geschädigt oder erloschen waren, deren vitale Lebensfunktionen jedoch zugleich maschinell gestützt aufrechterhalten wurden. Diese Patienten befanden sich nun im Zustand des Coma dépassé und beanspruchten auf Dauer die Kapazität der Kliniken. Dass diese Patienten sterben würden, sobald man die Maschinen abschaltet, erschien genau so selbstverständlich wie die Tatsache, dass für diese Patienten ihr Zustand unumkehrbar geworden war, und kein Weg mehr zurück in einen Zustand des Lebens aus eigener Kraft mehr möglich sein würde.

Dabei aber erhob sich die Frage, inwiefern es ethisch und juristisch gerechtfertigt sein würde, dies zu tun, da es sich – gemäß Herztod-Definition – um Lebende handelte. Auch Mollaret und Goulon haben in ihrem Artikel «Le Coma dépassé» darauf hingewiesen, dass das Erlöschen der Lebensfunktionen erst nach Abbruch der künstlichen Beatmung eintritt. Eine Gleichsetzung des Coma dépassé mit dem Tod findet sich bei Mollaret und Goulon ausdrücklich nicht. Für tot erklärt werden konnte ein Mensch erst dann, wenn mit dem Stillstand von Herzschlag und Atmung die vitalen Lebensfunktionen irreversibel erloschen waren.

Nun musste eine Lösung dafür gefunden werden, wie mit den vorhandenen Patienten im Zustand des Coma dépassé umgegangen werden sollte. Ein Abschalten der intensivmedizinischen Geräte war bis dahin legal nicht möglich. Die Anzahl der Patienten im irreversiblen Koma wurde um so größer, als in etlichen Fällen Reanimationsmaßnahmen den Herzschlag von Patienten zurückbrachten, aufgrund des zwischenzeitlichen Sauerstoffversorgungsmangels das Gehirn dieser Patienten aber bereits schwerwiegend bis vollständig und irreversibel geschädigt war.

Mit Blick auf die Fortschritte in der Reanimationspraxis gab es zudem einen Klärungsbedarf um die Todesdefinition, da das klassische Kriterium eines Stillstands von Herzschlag und Atmung sich bei Reanimationspatienten als unzureichend erwies. So gab es Bestrebungen, ein neues Todeskriterium so zu definieren, dass es vor dem Hintergrund der Reanimationspraxis tragfähig sein könnte.

De facto aber wurde ergänzend zum Herz-Lungen-Todeskriterium innerhalb weniger Jahre eine neuartige Todesdefinition auf Basis des Konzepts vom sog. Hirntod etabliert, die den Status eines weitreichenden (definierten) irreversiblen Funktionsverlusts des Gehirns eines Patienten mit dem Eingetretensein von dessen Tod dahingehend gleichsetzt, dass man einen derartigen Patienten bereits vor dem Abbruch der lebenserhaltenden Maßnahmen rechtskräftig für tot erklären konnte und die apparative Substitution der Vitalfunktionen auf Basis des erklärten Todes legal abbrechen durfte.

In Deutschland hat der Neurochirurg Wilhelm Tönnis (1898–1978) 1963 zusammen mit seinem Mitarbeiter Reinhold Frowein Kriterien für den «cerebralen Tod» aufgestellt. Weitere Kriterienkataloge wurden u.a. durch Schwab 1963 sowie als Ergebnis aus einer Umfrage unter Intensivmedizinern von 1967 (Spann/Kugler/Liebhardt) vorgelegt, wobei die fachliche Auseinandersetzung über die anzulegenden Kriterien über Jahrzehnte andauerte und zu zahlreichen Anpassungen führte. Medizinische Vereinigungen in allen westlichen Ländern wirkten auf die Etablierung des Hirntods als Todeskriterium hin. In Deutschland hat eine 1967 von der Deutschen Gesellschaft für Chirurgie eingesetzte Kommission für Reanimation und Organtransplantation in einer Stellungnahme über Todeszeichen und Todeszeitbestimmung den Hirntod als Todeskriterium dargestellt.[25]

Ausschlaggebend für die Etablierung des Hirntod-Konzepts als maßgebliches Todeskriterium auch über die USA hinaus wurde ein ad hoc Komitee an der Harvard Medical School unter der Leitung des Anästhesisten Henry Beecher im Jahr 1968. Dem Gremium gehörten zehn Mediziner, ein Theologe, ein Jurist und ein Wissenschaftshistoriker an. Im abschließenden Report[26] wird das irreversible Koma mit dem Hirntod gleichgesetzt und als neues Kriterium festgelegt, um den Tod eines Patienten rechtsverbindlich erklären zu können: «Unser primäres Anliegen ist es, irreversibles Koma als neues Kriterium für Tod zu definieren. Es gibt zwei Gründe dafür, warum Bedarf für eine Definition besteht: (1) Fortschritte bei Maßnahmen zur Wiederbelebung und Lebenserhaltung haben zu vermehrten Anstrengungen geführt, auch jene zu retten, die auf schwerste Weise beeinträchtigt sind. Manchmal haben diese Bemühungen nur teilweisen Erfolg, so dass das Ergebnis Individuen sind, deren Herz fortfährt zu schlagen, aber deren Gehirn irreversibel zerstört ist. Die Last wiegt schwer auf jenen, die den permanenten Verlust ihres Verstandes erleiden, auf ihren Familien, auf den Krankenhäusern und für jene, die auf die Krankenhausbetten angewiesen sind, welche bereits durch die Koma-Patienten belegt sind. (2) Obsolete/überholte Kriterien für die Definition des Todes können zu Kontroversen führen bei der Beschaffung von Organen zur Transplantation. »[27]

Der Report des Komitees stellt eine Stellungnahme zum Hirntodkriterium dar; er ist ein Positionspapier und kein Gutachten. In dieser Eigenschaft gleicht er anderen Wortmeldungen aus medizinischen Fakultäten und medizinischen Gesellschaften zu jener Zeit wie etwa die Stellungnahme der Kommission für Reanimation und Organtransplantation der Deutschen Gesellschaft für Chirurgie, welche im April 1968 und damit wenige Monate vor dem Harvard-Report publiziert worden ist.

Das Anliegen jener Stellungnahmen besteht in der Etablierung des Hirntodes als Todeskriterium. Eine Begründung, inwiefern die Zerstörung des Gehirns als Kriterium für den Tod des Menschen geeignet sein soll, wird nicht dargestellt. Die Autoren beschränkten sich darauf, den Bedarf für ein neues Todeskriterium zu erläutern. Dieser ergibt sich aus der neuartigen Situation im Zusammenhang mit den Koma-Patienten, aus der Belastung, die damit für alle Seiten verbunden ist, nicht zuletzt die langfristige Beanspruchung von Ressourcen in den Kliniken. Das Motiv für die Neudefinition des Todes ist in erster Linie ein rechtliches. Der nur vierseitige Harvard-Report widmet einen großen Teil des kurzen Textes ausdrücklich der rechtlichen Fragestellung und zitiert Gerichtsurteile, die auf dem überlieferten Todesverständnis basieren, dass im Fall des Todes alle vitalen Lebensfunktionen erloschen sein müssen. Dabei wird durch die Kommission die Meinung vertreten, dass, wenn die medizinische Community die neue Todesauffassung übernimmt, diese auch als Basis für ein neues rechtliches Konzept vom Tod seine Wirkung entfalten könnte.

Die Organbeschaffung für Transplantationszwecke wird als zweites Argument für die Notwendigkeit des neuen Todeskriteriums lediglich genannt. Im weiteren Verlauf geht der Harvard Report auf das Thema Organentnahme in keiner Weise mehr ein. Gänzlich offen bleibt somit auch, inwiefern eine Organbeschaffung für Transplantationszwecke überhaupt zu rechtfertigen ist. In der späteren Auseinandersetzung um das Hirntod-Kriterium wurde daher die Frage aufgeworfen, ob nicht die Organbeschaffung das eigentliche Motiv für die Etablierung des Hirntods als Todeskriterium gewesen sei. Tatsächlich stand die Transplantationsmedizin gerade in jenen Jahren vor dem Durchbruch. Auf der Basis von Grundlagenforschungen über Immuntoleranz und nach der ersten Nierentransplantation 1954 erfolgte 1963 erstmals eine erfolgreiche Lungentransplantation, 1967 die erste erfolgreiche Pankreastransplantation sowie die erste erfolgreiche Lebertransplantation. Alle diese öffentlichkeitswirksamen Transplantationen fanden in den USA statt.

Die erste Herztransplantation wurde am 3. Dezember 1967 in Kapstadt durch Christian Barnard (1922-2001) vorgenommen. Dieser pflanzte einem 55-jährigen Patienten das eigentlich kaum geeignete und viel zu kleine Herz eines 25-jährigen weiblichen Unfallopfers ein. Der Empfänger verstarb nach 18 Tagen an einer Lungenentzündung. Barnard hatte bei der Organentnahme jedoch aus eigenem Antrieb gehandelt, weder die Zustimmung der Angehörigen eingeholt, noch diese überhaupt informiert. Dieses Vorgehen wurde seitens vieler Kollegen als unverantwortlich bewertet. Ebenfalls 1967 führte in Japan der Chirurg Sura Wada eine Herztransplantation durch. Diese war nicht erfolgreich. Wada wurde angeklagt, das Herz einem noch nicht toten Spender entnommen zu haben, und wurde wegen Mordes verurteilt.

In der Transplantationsmedizin herrschte zu jener Zeit eine enorme Dynamik und ein sehr starker Wettbewerbsdruck, um sich noch unter den Pionieren positionieren zu können. Neben chirurgischen Prozeduren und medizinischen Fragen der Kompatibilität zwischen Spenderorgan und Empfängerorganismus einschließlich der Immuntoleranz blieb die Frage der Sicherheit bezüglich der Todesfeststellung des Spenders von höchster Priorität. Für die Chirurgen ging es in erster Linie darum, juristische Sicherheit zu gewinnen und jedwede nachträgliche Angreifbarkeit im voraus abzuwenden. In medizinischer Hinsicht konnte die Transplantationsmedizin jener Zeit unter den Bedingungen der klassischen Herztod-Definition durchaus arbeiten. Tatsächlich war also zunächst nicht die Transplantationsmedizin die treibende Kraft, das Hirntod-Konzept als Todesdefinition zu etablieren, wie historische Untersuchungen zu den Motiven und Interessenlagen zeigen.[28]

Offenbar war Henry Beecher, der Vorsitzende der Ad-hoc-Kommission, in erster Linie daran interessiert, einen Behandlungsabbruch von Koma-Patienten auf den Intensivstationen möglich werden zu lassen. Robert Schwab aus der Kommission teilte dieses Anliegen und wollte in diesem Zusammenhang der EEG-Diagnostik zur Bestimmung des Todes zum Durchbruch verhelfen. Ein transplantationsmedizinisches Interesse verfolgten wohl Joseph Murray, ein Transplantationschirurg, und der Neurochirurg William Sweet.[29] Insgesamt konnte die Transplantationsmedizin auf die in Gang gesetzten Entwicklungen der Neudefinition des Todes aufspringen und mit den späteren gesetzlichen Regelungen, von einem Rechtsrahmen profitieren, der die Transplantationspraxis legalisierte.

Einführung des Hirntod-Konzepts als Todeskriterium

Die Definition eines Kriteriums für das Vorliegen des Todes steht, trotz allem Pragmatismus, per se in engstem Zusammenhang mit der Frage, was der Tod selbst real ist. Insofern handelt es sich um eine allen menschlichen Festlegungen vorausliegende Frage, vergleichbar den großen philosophischen Fragen, was «sein» bedeutet oder was das Gute oder was der Mensch ist. Biologische oder medizinische Kriterien zur Entscheidung darüber, ob der Zustand «Tod» im konkreten Einzelfall tatsächlich erfüllt ist oder nicht, stellen demgegenüber erst eine zweite, nachgeordnete Frage dar.

Angesichts dieser Tragweite erscheint es erstaunlich, dass sowohl im Harvard-Report als auch in den übrigen Positionspapieren aus jener Zeit die grundlegende Frage darüber, was Leben und Tod eigentlich sind, ignoriert wird. Stattdessen wird die juristische Umsetzung eines lediglich durch medizinische Kriterien umschriebenen Konzepts vom Hirntod aus pragmatischen Gründen schlichtweg gefordert, ohne auf eine tiefergehende philosophische Begründung auch nur in irgendeiner Weise Bezug zu nehmen. Dementsprechend wurden in den Folgejahren und Jahrzehnten eine erbitterte Auseinandersetzungen um das Hirntod-Konzept als Todeskriterium geführt. Stellvertretend für jene, die das Hirntod-Kriterium von Anfang an zurückgewiesen haben, stehen die Beiträge des Philosophen Hans Jonas.[30]

Die Erfüllung dieses Hirntod-Kriteriums wird von den Mitgliedern der Ad-hoc-Kommission mit dem Vorliegen des tatsächlichen Todes des Menschen identifiziert: Durch diese Identifizierung aber wird eine bestimmte philosophische Antwort auf die Frage, was Leben und Tod bedeuten, stillschweigend vorausgesetzt – und das, obwohl diese vorausgesetzte Antwort weitreichend an Konsequenzen und Implikationen ist. Der Hirntod soll ja nicht etwa als Todesursache, sondern als Begriffsbestimmung für den Tod des Menschen selbst zur Anwendung kommen. Insofern soll der Hirntod mit dem traditionell üblichen Herztod-Kriterium dahingehend gleichgestellt werden, dass das nachweisliche Vorliegen von einem der beiden Kriterien dazu hinreichend ist, den Tod (und zwar den einen und ganzen Tod) dieses Menschen zu erklären – unter der Annahme, dass der Tod dieses Menschen real eingetreten ist. Der Hirntod ist der Tod des Menschen, so die These.

Im Vergleich zum Herztod-Kriterium ist das Hirntod-Kriterium von einem entscheidenden Unterschied gekennzeichnet. Bei Vorliegen des Herztodes wird zwangsläufig eine ganze Kausalkette kurzfristiger Ereignisse mit ausgelöst. Sowohl sterben wegen der unterbrochenen Sauerstoffzufuhr die Gehirnzellen sehr zeitnah ab, als auch kommt in den übrigen Gewebearten der Stoffwechsel über eine gestaffelte Frist zum Erliegen. Das Organversagen des Herzens ist mit dem nachfolgenden Verlust aller übrigen Organ- und Lebensfunktionen «assoziiert»: Der Organausfall des Herzens bedingt per se den Funktionsverlust des Gehirns, aller übrigen Organe und aller integrierten Ebenen des Lebendigen bis auf die Zellebene, und zwar innerhalb eines überschaubaren Zeitraums.

Auf Basis des Hirntod-Konzepts wird nunmehr beansprucht, den Tod des Menschen hinreichend zu bestimmen, während im Unterschied zum assoziierten Herztod die Organfunktionen, unter den Bedingungen künstlicher Beatmung und intensivmedizinischer Versorgung, noch aufrecht erhalten werden. Das irreversible Koma im Sinne des Hirntods ist nicht mit dem Verlust aller übrigen Organ- und Lebensfunktionen «assoziiert». Daher ist vom «dissoziierten» Hirntod die Rede: Es ist dies der mutmaßliche Tod des Menschen auf Basis eines Verlustes der Hirnfunktionen, und zwar unter Absehung von den übrigen, wenn auch maschinell unterstützt aufrecht erhaltenen, Vitalfunktionen. Dass dabei rein quantitativ betrachtet erst 3% des Körpers im biologischen Sinn abgestorben sind, 97% hingegen noch «lebendig»,[31] ist eine der Implikationen des dissoziierten Hirntod-Konzepts. Dies wird von dessen Vertretern allerdings für unerheblich erachtet, weil der Tod des Menschen mit dem Verlust der Hirnfunktionen ihrer Meinung nach bereits eingetreten sei.

Damit aber wird die philosophische Frage nach Leben und Tod in besonderer Weise virulent: Denn der Tod des Menschen wird auf dieser Basis rechtsverbindlich erklärt – aber nicht nur das: Für den betreffenden Menschen wird von den Vertretern des Hirntod-Kriteriums angenommen, dass er auch tatsächlich tot ist. Mit dieser Annahme wird jedoch eine bestimmte Antwort auf die komplexe Frage nach dem Totsein stillschweigend mit vorausgesetzt. Der Zustand des Todes wäre damit unabhängig von Replikation oder Stoffwechsel auf Zellebene, unabhängig von diversen Wechselwirkungen zwischen Organen und Organsystemen, unabhängig von der Ausschüttung hormoneller Informationen und unabhängig von allen übrigen Lebensfunktionen und Lebenszeichen bestimmt. Statt auf biologische Kriterien des Lebendigen Bezug zu nehmen, werden diese ignoriert. Stattdessen wird postuliert, dass der Funktionsverlust des Gehirns gleichbedeutend mit dem Tod des Menschen sei. Dies läuft auf eine Implikation hinaus, als ob der Mensch sein Gehirn «ist» und des Menschen Leben definitiv nichts anderes ist. Es läuft auf die Implikation hinaus, dass die funktionelle Einheit des Menschen gänzlich und in nichts anderem als im Gehirn gründet. Ginge die Hirnfunktion verloren, so ginge auch die organische Integrationsfähigkeit verloren; also würde der Mensch als Einheit aufhören zu sein, und er wäre tot.

Die These, dass der Funktionsverlust des Gehirns den Zustand des Todes des Menschen bereits hinreichend darstellt, ist nachfolgend zum Harvard-Report und zu den Positionspapieren zahlreicher medizinischer Gesellschaften in den Rechtsordnungen der westlichen Staaten weithin rezipiert worden, trotz aller nie zu Ende gekommenen sachlichen Kontroversen. Stand 1968 noch die Rechtssicherheit in der Frage des erlaubten Abbrechens der medizinischen Versorgung im Vordergrund, ist spätestens seit Anfang der 70er Jahre mit den Fortschritten in der Transplantationsmedizin und deren öffentlichem Bekanntwerden die Transplantationspraxis zur Triebfeder der Aufnahme einer neurologischen Todesdefinition in die Rechtsordnung geworden.

Die ersten verbindlichen Regelungen wurden 1970 in Kansas erlassen. Dabei wurde die Abwesenheit «spontaner» Hirnfunktionen als weiteres Todeskriterium neben dem konventionellen Herztod-Kriterium offiziell eingeführt. 1972 haben Alexander Capron und Leon Kass ein Konzept zur Begründung der neuen neurologischen Todesdefinition vorgelegt: «A Statutory Definition of theStandards for Determining Human Death: An Appraisal and a Proposal». 1975 hat das Law and Medicine Committee der American Bar Association einen Entwurf für eine Regelung zur Todesdefinition dargestellt. Zwischenzeitlich wurden in der Hälfte der US-Bundesstaaten bereits Regelungen erlassen. 1978 hat die National Conference of Commissioners on Uniform State Laws (NCCUSL) eine Vorlage für eine einheitliche Regelung in allen Bundesstaaten vorgeschlagen.

Mit dem «Uniform Determination of Death Act» trat in den USA 1981 eine Regelung in Kraft, derzufolge auf Basis des irreversiblen Ausfalls des Herz-Kreislauf-Systems oder (im Ergebnis gleichberechtigt) des irreversiblen Verlustes der Gehirnfunktionen der Tod des betreffenden Menschen definiert wird. Hirntod bedeutet, dass alle Funktionen des gesamten Gehirns einschließlich des Stammhirns irreversibel erloschen sein müssen (Ganzhirntod). Was dieses Erloschensein bedeutet, ist anhand des Vorliegens bestimmter überprüfbarer Kriterien durch die American Academy of Neurology festgelegt:[32] So muss zweimal im Abstand von wenigstens 6 Stunden (nicht

24 Stunden wie im Harvard-Report) der Nachweis für das Koma und dessen Gründe erbracht sein, wobei externe Einflussfaktoren wie Unterkühlung, medikamentöse Einflüsse sowie Störungen im Hormon- sowie im Elektrolythaushalt auszuschließen sind. Stammhirnreflexe, spontane Atmung sowie motorische Reaktionen müssen durch Tests ausgeschlossen sein.

Ebenfalls 1981 hat die damalige Ethikkommission in den USA (President's Commission for the Study of Ethical Problems in Medicine and Biomedical and Behavioral Research) mit einer umfangreichen Stellungnahme vom 9. Juli 1981 «Defining Death. Medical, Legal and Ethical Issues in the Determination of Death»[33] die Grundlage für die Umsetzung des Uniform Determination of Death Act in der Gesetzgebung aller 50 Bundesstaaten geliefert. Gewisse Abweichungen gibt es lediglich in New Jersey und in New York mit einem engeren Rahmen für die Hirntod-Diagnose. Nochmals wurde die dringende Notwendigkeit für die zweifelsfreie Bestimmung des Phänomens «Tod» herausgestellt.[34]

Und wie bereits im Harvard-Report wird der Hirntod als neue und eigenständige Kategorie gleichberechtigt neben dem klassischen Herztod-Kriterium sowohl für die Rechtsordnung als auch für die gesellschaftlichen Wertmaßstäbe gefordert, da bei intensivmedizinisch betreuten Koma-Patienten die Anwendung des Herz-Lungen-Kriteriums wegen der apparativen Substitution de facto keinen Sinn ergibt. Die Kommission hat sich für die Empfehlung des Ganzhirntods im Gegensatz zum Funktionsverlust nur der höheren Hirnfunktionen (Cortex-Tod) entschieden. Letzteres wurde als unzureichend zurückgewiesen. Der Ganzhirntod hingegen schien gleichbedeutend mit dem Erlöschen der integrativen Funktionen des Organismus als eines Ganzen: «This view gives the brain primacy not merely as the sponsor of consciousness [...] but also as the complex organizer and regulator of bodily functions. (Indeed, the «regulatory» role of the brain in the organism can be understood in terms of thermodynamics and information theory.) Only the brain can direct the entire organism. »[35] Mit der Stellungnahme «defining death» wurde das Hirntod-Konzept als Standardmodell etabliert.

In Deutschland blieben zunächst die bestehenden Gesetze und deren Auslegung die einzige rechtliche Grundlage für die Transplantationsmedizin. Der Entwurf durch eine Bund-Länder-Arbeitsgruppe 1979 für ein gesondertes Gesetz über Eingriffe an Verstorbenen zu Transplantationszwecken scheiterte am Bundestag. Somit wurde in Deutschland erst 1997 mit dem Gesetz über die «Spende, Entnahme und Übertragung von Organen und Geweben» (Transplantationsgesetz, TPG) ein eigenständiges Regelwerk für die Transplantationsmedizin in Kraft gesetzt. Darin wird der Hirntod als «der endgültige, nicht behebbare Verlust der Gesamtfunktion des Großhirns, des Kleinhirns und des Hirnstamms» als Voraussetzung für eine Organentnahme festgeschrieben (§3 Abs.2 TPG). Zudem muss vor jeder möglichen Organentnahme der «Tod des Organspenders nach Regeln, die dem Stand der Erkenntnisse der medizinischen Wissenschaft entsprechen, festgestellt» sein (§3 Abs.1 TPG). Somit müssen in Deutschland vor einer Organentnahme sowohl das Todeskriterium als auch das Hirntod-Kriterium erfüllt sein. Über den anerkannten Stand der medizinischen Wissenschaft befindet die Bundesärztekammer als die fachlich zuständige Standesorganisation (§16 Abs.1 TPG). Kriterien im Sinne des medizinischen Standards sind in den «Richtlinien zur Feststellung des Hirntods» durch die Bundesärztekammer auf jeweils aktualisiertem Stand festgeschrieben.

Lesarten des Hirntods

Welche Kriterienkataloge geeignet sind, um das Vorliegen des Hirntods im Einzelfall diagnostisch zu bestimmen, hängt davon ab, was unter Hirntod in den jeweiligen nationalen

Rechtssystemen konkret verstanden wird. Der Sprachgebrauch ist keineswegs einheitlich, so dass es stets einer Definition bedarf: Ob der Funktionsverlust das gesamte Gehirn (1) oder lediglich bestimmte Bereiche es Gehirns betrifft: nämlich den Hirnstamm (2) oder den Neocortex der Großhirnrinde (3). In der Praxis werden also je nach Interpretation drei unterschiedliche Tatbestände als Erfüllung des Hirntod-Kriteriums ausgelegt. Diese Praxis wird durch die rechtlichen Bestimmungen in den jeweiligen Ländern eingeschränkt. In Deutschland wird unter Hirntod der irreversible Funktionsverlust des gesamten Gehirns verstanden.

Der am weitesten reichende und zugleich der ursprüngliche und am meisten verbreitete Begriffssinn von Hirntod umfasst den Funktionsverlust des Gehirns als Ganzheit (1). Schon der Harvard-Report von 1968 bezieht sich auf das irreversible Koma im Sinne des Ganzhirntods und nennt als Merkmale (a) die erloschene Rezeptivität und Reaktivität, (b) keine spontanen Bewegungen und Atmung, (c) keine Reflexe und (d) ein flaches EEG auf der Nulllinie ohne Wellen. Im Harvard-Report wird das Fehlen jeglicher Aktivität auf Ebene des zentralen Nervensystems noch in die Bestimmung des Hirntods einbezogen; dabei wurde das Rückenmark dem Gehirn zugerechnet. Bereits kurz darauf wurde jedoch die Bestimmung des Hirntods auf den Bereich des Gehirns innerhalb des Schädels begrenzt. Auf diese Weise wurde die Einbeziehung des Rückenmarks und damit auch die Areflexie als Kriterium für den vorliegenden Hirntod aufgegeben. Daher gilt nunmehr das Vorliegen von insgesamt 17 Bewegungen, wie etwa das Hochziehen der Arme oder der Schultern oder die wälzende Bewegung des Oberkörpers, mit dem Hirntod-Kriterium als vereinbar. Der im Sinne des Hirntod-Konzepts Tote kann also noch verschiedene Bewegungen ausführen, ohne dass dies die Erfüllung der Todes-Definition ausschließen würde. Diese Bewegungen werden als Reflexe bewertet, die unterhalb der Einheit des Organismus angesiedelt sind und der vegetativen

Ebene zugerechnet werden. Daher gelten sie als mit dem Totsein vereinbar.

Ein zweites (2), alternatives Verständnis von Hirntod beschränkt sich auf den Tatbestand des Verlustes der Funktionen des Hirnstamms (truncus cerebri). Dieser entwicklungsgeschichtlich wohl älteste Teil des Gehirns ist zwischen Zwischen- und Großhirn, Kleinhirn und dem Rückenmark gelegen und nimmt Position und Funktion einer Schaltstelle innerhalb des Gehirns zwischen den Hirnregionen ein. Im Hirnstamm liegen innerhalb einer komplexen Neuronenstruktur (formatio reticularis) die Kerne von zehn der insgesamt zwölf Gehirnnerven, die eine wesentliche Funktion bei der Durchleitung sensorischer Signale an das Zwischenhirn und umgekehrt motorischer Signale aus dem Cortex in das Rückenmark innehaben.

Bei Wachkomapatienten sind die Funktionen des Hirnstamms intakt. Daher sind die vegetativen Funktionen dieser Patienten vorhanden, während diese Patienten infolge der Schädigung anderer Hirnregionen wie z.B. des Cortex über kein Bewusstsein verfügen. Je nach Art und Umfang dieser Schädigungen können Wachkomapatienten möglicherweise das Bewusstsein wieder erlangen und aus dem Koma erwachen.

Wegen der grundlegenden Funktionen des Hirnstamms hat sich insbesondere in Großbritannien die Lehrmeinung etabliert, dass am Verlust dieser Funktionen der Erfüllungstatbestand des Hirntodkriteriums festzumachen sei. Dabei handelt es sich um eine Definition, die auf die Evaluierung von 25 Patienten durch zwei englische Ärzte anhand von klinischen Kriterien aus dem Jahr 1971 zurückgeht.[36] Den Funktionsverlust des Hirnstamms mit dem Hirntod und folglich mit dem Tod des Menschen gleichzusetzen, ist vor allem pragmatisch an der Durchführung der Tests im klinischen Alltag orientiert.[37] Die Funktion einiger Gehirnregionen wie Thalamus und Basalganglien und Kleinhirn ist anhand von klinischen Tests eigentlich nicht zu beurteilen, weil diese Regionen selbst nicht zugänglich sind. Dagegen sind jene Tests von Funktionen, die mit dem Hirnstamm assoziiert sind, in der klinischen Praxis vergleichsweise leicht darzustellen. Dies betrifft vor allem Reflextests. Dabei ist auszuschließen, dass die Testergebnisse auf andere Ursachen wie z.B. Medikation zurückzuführen sind. De facto wird anhand der Reflextests in der klinischen Praxis die Funktionsfähigkeit des Hirnstamms bewertet, anhand des Hirnstammausfalls auf den Hirntod geschlossen und daraufhin der Tod des betreffenden Menschen erklärt: «Ist der Hirnstamm tot, dann auch das Gehirn, und ist das Gehirn tot, dann auch die Person» – so die noch immer verbreitete Lehrmeinung.[38]

Allerdings ist inzwischen deutlich geworden, dass die vorgeschriebenen Tests nicht mehr als Indizien darstellen und eine sichere Diagnose über den permanenten Funktionsverlust des Hirnstamms nicht leisten können.[39] Patienten im Zustand des Locked-in-Syndroms, könnten unter den Bedingungen Hirnstammtods als tot gelten, obwohl diese sogar noch bei Bewusstsein sind. In den USA und in Deutschland wird der Funktionsverlust des Hirnstamms nicht als Erfüllung des Hirntod-Kriteriums akzeptiert. Dort wird stets der Ganzhirntod gefordert.

(3) Eine dritte, sich grundlegend unterscheidende Interpretation über das Vorliegen des Hirntods beruht auf dem Ausfall des Neocortex. Entwicklungsgeschichtlich gesehen stellt der Neocortex den jüngsten Teil der Großhirnrinde dar. In ihm befindet sich die sog. Graue Substanz des Großhirns mit einer sehr hohen Dichte an Nervenzellen («graue Zellen»). Deren Funktion ist grundlegend für Sinneswahrnehmungen und geistige Vollzüge wie Bewusstsein, Erkennen, Denken, Sprechen, Erinnerung oder Emotionen. Eine schwere Schädigung mit Funktionsverlust dieses Hirnareals bedeutet den Verlust des Bewusstseins. Dies schließt den Verlust der geistigen Fähigkeiten und damit auch den Verlust der Möglichkeit ein, mit

der Umwelt in Interaktion zu treten und zu kommunizieren. Betroffene erwecken den Anschein, als sei niemand mehr zu Hause, als hätte die Person den Körper verlassen.

Aufgrund dieses Anscheins wird von einigen Seiten die Forderung erhoben, diese Patienten als tot im Sinne des Hirntod-Kriteriums anzusehen. Damit wäre der Mensch gänzlich und ausschließlich vom Bewusstsein her definiert und mit dessen Gegebensein gleichgesetzt. Grundlage für diese These ist die Meinung, das Menschsein sei so sehr durch die personalen Vollzüge, die ihn spezifisch auszeichnen, so sehr durch die höheren neurologischen Funktionen gekennzeichnet, dass ein Mensch ohne diese Funktionen im eigentlichen Sinn nicht mehr *als Mensch* am Leben sei.

Dies treffe auch dann zu, wenn die übrigen vitalen Funktionen noch weithin intakt sein mögen, wie dies bei vielen Wachkoma-Patienten der Fall ist, bei denen die Funktionen des Hirnstamms intakt sind, die jedoch in keinen bewusstseinsmäßigen Kontakt mit ihrer Umwelt treten können und deren Zustand daher als vegetativer Status beschrieben wird. Patienten im Wachkoma wären unter Annahme dieses Kriteriums bereits als tot anzusehen. Tatsächlich erfüllt der Funktionsverlust des Neocortex in keinem Land den Tatbestand des Hirntods als Kriterium für den Tod des Menschen.

Mit PET- und fMRT-Diagnostik konnten aber auch bei einigen derartigen Patienten Aktivitäten im Cortex nachgewiesen werden.[40] So waren auf visuelle, auditive oder sensorische Reize in bestimmten Cortex-realen per fMRT durchaus Reaktionen festzustellen, auch wenn diese Reize nicht mehr in ein Bewusstsein integriert werden können.

Je nachdem, welche Theorie für die Bestimmung des Todes im konkreten Einzelfall herangezogen wird, kommt man für ein und denselben Patienten zu ganz unterschiedlichen Ergebnissen. Einen Patienten mit Super-Locked-In-Syndrom (mit funktionsfähigem Cortex) würde man in Deutschland oder den USA als Lebenden ansehen. Die an der Funktionstätigkeit des Hirnstamms orientierte Diagnose in Großbritannien würde solch einen Patienten als tot einstufen – und das, obwohl der Patient sogar über sein Bewusstsein verfügt, wenngleich dies nach außen nicht deutlich wird. Einen dauerhaft komatösen Patienten im permanenten vegetativen Status (PVS) würde die Hirntod-Diagnostik als Lebenden einstufen, weil seine Hirnfunktionen nicht irreversibel erloschen sind; Vertreter der Cortex-Tod-Theorie dagegen würden einen solchen Patienten als tot bezeichnen, weil ihm aufgrund des mutmaßlichen Verlustes der höheren Hirnfunktionen das Bewusstsein fehlt. Und beim irreversiblen Verlust aller Hirnfunktionen verläuft das Urteil über Leben und Tod entlang der Grenzlinie zwischen Befürwortern und Gegnern des Hirntod-Konzepts.

Kriterien für das Vorliegen des Hirntods

Das in Deutschland rechtskräftige Transplantationsgesetz bestimmt, dass die Entnahme von Organen nur dann zulässig ist, wenn «der endgültige, nicht behebbare Ausfall der Gesamtfunktion des Großhirns, des Kleinhirns und des Hirnstamms nach Verfahrensregeln, die dem Stand der Erkenntnisse der medizinischen Wissenschaft entsprechen, festgestellt ist» (§3 Abs.2 Nr.2 TPG). Die geforderten Verfahrensregeln werden durch die Bundesärztekammer festgelegt (§16 Abs.1 Nr.1 TPG) und liegen in Form der durch den wissenschaftlichen Beirat der Bundesärztekammer erlassenen «Richtlinien zur Feststellung des Hirntodes. Dritte Fortschreibung 1997 mit Ergänzungen gemäß Transplantationsgesetz (TPG)»[41] in der seit 15 Jahren gültigen Fassung vom 24.07.1998 vor. Die Entscheidung darüber, ob ein Patient im Sinne des Hirntod-Kriteriums als tot anzusehen ist, muss zwingend auf Basis dieser Kriterien getroffen werden.

Grundlage für die Anwendung der Kriterien ist die Definition des Hirntods als «Zustand der irreversibel erloschenen

Gesamtfunktion des Großhirns, des Kleinhirns und des Hirnstamms». Um das Vorliegen des Hirntods im Einzelfall zu diagnostizieren, müssen (1) bestimmte Voraussetzungen, was die Hirnschädigung betrifft, sowie bestimmte Ausschlusskriterien erfüllt sein; weiterhin müssen (2) bestimmte klinische Symptome wie Koma und Atemstillstand festgestellt werden; zudem (3) muss der Nachweis erbracht sein, dass das Vorliegen dieser klinischen Symptome unumkehrbar ist.

(1) Als Voraussetzung für die Feststellung des Hirntods muss eine akute schwere primäre oder sekundäre Hirnschädigung vorliegen. Primäre Hirnschädigungen sind Verletzungen des Gehirns wie Blutungen, Infarkte, Tumore oder ein akuter Verschluss-Hydrozephalus mit erhöhtem Gehirnflüssigkeitsdruck. Dabei handelt es sich um Schädigungen, die das Gehirn unmittelbar und strukturell betreffen. Bei einigen bestimmten (infratentoriellen) Schädigungen muss ein Null-Linien-EEGs oder der Stillstand der zerebralen Zirkulation eigens nachgewiesen werden. In den übrigen Fällen sind diese Untersuchungen jedoch nicht vorgeschrieben. Als sekundäre Hirnschädigungen werden stoffwechselbezogene Schädigungen infolge Sauerstoffmangels bezeichnet.

Als weitere Voraussetzung muss ausgeschlossen werden können, dass die Ausfallsymptome nicht durch andere Ursachen wie etwa Vergiftung, Medikation, Unterkühlung oder durch eine Stoffwechselerkrankung bedingt sind. Im Zweifelsfall muss der Stillstand der zerebralen Zirkulation nachgewiesen werden.

(2) Sind die Voraussetzungen erfüllt, müssen bestimmte klinische Symptome aufgewiesen werden. (a) Der Patient muss sich in einem Zustand des Komas ohne Öffnung der Augen befinden und darf auf Schmerzreize keine Reaktion zeigen. (b) Die Hirnstamm-Reflexe müssen ausgefallen sein, was durch festgelegte Tests überprüft wird. Dies betrifft beidseitig den Pupillen-Lichtreflex, dass sich die Pupillen bei Lichteinfall nicht mehr verengen; den Lidschlussreflex, dass sich das Au-

genlid nicht mehr schließt, wenn man die Augenhornhaut berührt; Pharyngeal- und Trachealreflex, dass kein Husten- und Würgereflex ausgelöst wird, wenn man den Rachenraum berührt; den vestibulookulären Reflex, dass die Pupillen keine langsame Gegenbewegung machen, wenn man den Kopf schnell kippt. Gezielt wird auch der Trigeminus-Nerv zwischen den Augenbrauen per Druckausübung gereizt oder Druck auf die Nasenschleimhaut ausgeübt, ohne dass sich irgendeine Form von Reaktion zeigen darf. Schließlich muss (c) auch der Ausfall der eigenständigen Atmung in Form des Apnoë-Tests nachgewiesen werden, um einen Ausfall des Atemzentrums im Hirnstamm zu belegen. Dabei wird durch den herbeigeführten Anstieg des Kohlenstoffdioxid-Partialdruckes im Blut ein sehr starker Reiz auf die Rezeptoren im Hirnstamm ausgeübt, so dass ein Spontanatemzug ausgelöst werden müsste, wenn der Hirnstamm noch über Funktionen verfügt. Setzt die Spontanatmung jedoch nicht ein, wird von einem Ausfall des Atemzentrums im Hirnstamm ausgegangen.

(3) Darüber hinaus muss sichergestellt sein, dass die klinischen Symptome unumkehrbar sind. Als Beleg hierfür muss in den meisten Fällen die genannte Untersuchung nach einer bestimmten Zeit wiederholt oder durch apparative Diagnostik bestätigt werden. Der zeitliche Abstand muss bei Patienten mit primärer Hirnschädigung wenigstens 12 Stunden, bei sekundärer Hirnschädigung 72 Stunden betragen. Für Kleinkinder bis zum dritten Lebensjahr gelten gesonderte Vorschriften. Ergänzend können apparative Untersuchungen fakultativ vorgenommen werden, nur in einigen Fällen sind diese zwingend. (a) Ein Null-Linien-EEG, welches den Funktionsausfall des Gehirns belegen soll (erfasst nicht innen gelegene Areale sowie den Hirnstamm); (b) das Erloschensein der evozierten Potentiale trotz Reizung eines Sinnesorgans oder Nervs, was normalerweise im Cortex elektrische Potentialänderungen auslösen würde; (c) Nachweis des Stillstands der zerebralen Zirkulation durch Dopplersonographie, Szintigraphie oder

Angiographie. Die zerebrale Zirkulation kann teilweise noch erhalten sein, wenn der Hirndruck etwa infolge einer offenen Wunde nicht stark angestiegen ist. In diesem Fall sind weitere Untersuchungen vorgeschrieben.

Die Überprüfung der Voraussetzungen (1) und die Tests zum Vorliegen der klinischen Symptome (2) müssen übereinstimmend und unabhängig voneinander durch zwei Ärzte mit mehrjähriger Erfahrung in der Intensivbehandlung von Patienten mit schweren Hirnschädigungen erfolgen und sind in Form des Hirntod-Protokolls[42] zu dokumentieren. Auf Basis der Kriterien müssen also zwei Ärzte beurteilen, ob der Tatbestand des Hirntods in seiner definierten Form erfüllt ist. In diesem Fall wird als abschließende Diagnose der Tod des Patienten festgestellt. Als Todeszeit gilt der Zeitpunkt dieser abschließenden Diagnosestellung im Sinne eines bereits zuvor eingetretenen Todes. Mit der Unterschrift durch den zweiten Arzt ist der Tod des Patienten rechtskräftig erklärt. Als Konsequenz wird die weitere Behandlung des Patienten eingestellt: Es erfolgt keine Medikation mehr, und die künstliche Beatmung wird deaktiviert. Das Absterben der übrigen Organe und der Körperzellen nimmt dann seinen Lauf.

Handelt es sich bei dem Patienten jedoch um einen Organspender, bleiben die intensivmedizinischen Maßnahmen aufrecht erhalten, um die Organe möglichst unbeschädigt und gleichsam lebendfrisch für Transplantationszwecke zu erhalten. Um einen Organspender handelt es sich, (a) wenn dieser sein Einverständnis per Einwilligung zu einem früheren Zeitpunkt schriftlich selbst erklärt hat (§3 Abs.1 Nr.1 TPG). (b) Liegt weder eine schriftliche Einwilligung noch ein schriftlicher Widerspruch der betreffenden Person vor, hat der zuständige Arzt dessen nächsten Angehörigen zu befragen, ob dieser von einer persönlichen Erklärung Kenntnis hat. Trifft dies nicht zu, hat der Arzt diesen nächsten Angehörigen über eine mögliche Organentnahme zu unterrichten. Dieser nächste Angehörige (oder, falls geschehen, eine vom Betroffenen selbst bestimmte Person) muss anstelle des für hintot Erklärten, über eine Organentnahme entscheiden – allerdings nur unter der einschränkenden Bedingung, dass diese Person zum Betroffenen in den letzten zwei Jahren persönlichen Kontakt hatte. Die Entscheidung und alle Vorgänge sind zu dokumentieren. Der nächste Angehörige bzw. die bestimmte Person hat das Recht auf Akteneinsicht und darf dabei eine Person des Vertrauens hinzuziehen (§4 Abs.1 bis 4 TPG).

Kapitel 5

Auseinandersetzung um das Hirntod-Konzept

Innerhalb weniger Jahre nach Entdeckung des coma dépassé hat sich in der Medizinpraxis das Konzept vom dissoziierten Hirntod als Standardmodell fest etabliert. Die verbreitete Akzeptanz unter Medizinern wird auch durch die aufgeworfenen grundlegenden Fragen im philosophischen Diskurs, in der öffentlichen Debatte und in der politischen Auseinandersetzung zunächst nicht infrage gestellt. Tests zur Hirntod-Diagnose gehören zum klinischen Tagesgeschäft, die Hirntod-Definition ist fester Bestandteil des Lehrbetriebs. Studenten erlernen die Definition und begegnen dem Tatbestand als einer Selbstverständlichkeit. Gestützt wird diese klinische Normalität zunächst durch eine gewisse Plausibilität des Konzepts.

Die Annahme, die hinter dem Hirntod-Konzept steht, bezieht sich auf die herausragende Bedeutung des Gehirns für den menschlichen Organismus als einer integrierten Ganzheit. Das Gehirn erscheint als das Organ, vom dem diese Einheit des Organismus maßgeblich abhängt; das Organ, das für diese somatische Einheit konstitutiv ist und das den menschlichen Organismus zu dem macht, was ihn auszeichnet. Gerade die spezifisch menschlichen höheren Attribute wie Geist, Bewusstsein, Sprache, Denken, Fühlen gründen in den Funktionen des Gehirns. Dieses nimmt augenscheinlich eine einzigartige Sonderstellung unter den Organen ein und scheint alle übrigen Teile des Körpers in qualitativer Weise zu überragen. Das Gehirn wird wahrgenommen als das Organ schlechthin, als das Organ der Organe, allem übrigen vorgeordnet und übergeordnet. Auf dieser Basis genießt die These, das Leben des Menschen weitgehend mit seinen Gehirnfunktionen zu identifizieren, eine gewisse innere Plausibilität. Ergo, wenn das Leben des Menschen als Geistperson und auch hinsichtlich seiner somatischen Einheit als Organismus so wesentlich mit den Funktionen des Gehirns assoziiert ist, bedeutet der Verlust der Gehirnfunktionen den Tod des Menschen. Insofern wäre das Hirntod-Kriterium, wenn diese Annahmen denn zutreffen würden, keine juristische Spitzfindigkeit, sondern offenbar in der Sache durchaus zutreffend und somit eine sinnvolle Definition.

Eine solche Sichtweise auf das Gehirn stellt die Grundlage für das Standardmodell des Hirntod-Konzepts dar, für seinen Gültigkeitsanspruch und für seine Akzeptanz. Über die Konstitutivfunktion des Gehirns für die somatische Integration des menschlichen Organismus als eine Ganzheit bestand unter den Medizinern ein breiter Konsens. Zudem wurde diese Konstitutivfunktion als zentraler Ankerpunkt des Standardmodells ausdrücklich im President's Commission Report von 1981 dargestellt.

Es galt zum damaligen Zeitpunkt unter Medizinern und Juristen als sicher, dass bei Organentnahmen unter der Voraussetzung des diagnostizierten Hirntods die «dead donor rule», dass nämlich die Spender bei der Organentnahme grundsätzlich tot sein müssen, nicht verletzt würde. Irrelevant erschien dabei die Tatsache, dass der Körper eines Hirntoten anfänglich noch etwa zu 97%[43] im biologischen Sinn am Leben ist – das Leben des Menschen in seiner somatisch integrierten Ganzheit wurde per Gehirndefinition als erloschen bewertet.

Zweifel über den Zustand der betreffenden Personen auf den Intensivstationen, ob diese nun Sterbende – und das bedeutet: Lebende – seien oder vielmehr Tote, wurden durch die Ärzteschaft im Namen des Hirntod-Modells argumentativ zerstreut: Ein Mensch ist als solcher dann und nur dann am Leben, wenn und solange sein Organismus als eine integrierte

Ganzheit besteht. Diese aber hängt am Gehirn, so dass, wenn die Hirnfunktionen erloschen sind, der betreffende Mensch nicht mehr über einen Organismus im Sinne einer integrierten Ganzheit verfügt und ergo nicht mehr am Leben, also tot ist.

Wenn nun die betreffenden im Sinne des Hirntod-Kriteriums für tot erklärten Patienten augenscheinlich keine so tote Erscheinung abgeben, wie man dies von Toten vielleicht erwarten würde, wenn sie ihre Körpertemperatur aufrecht erhalten, Hormone ausschütten, Stress-Symptome zeigen, Verdauungstätigkeit und Ausscheidungen haben, ihre Wunden heilen, das Immunsystem Infektionen bekämpft, das Zentrale Nervensystem weiterhin Puls und Blutdruck reguliert, die unwillkürliche Anspannung von Muskeln sowie die Schweiß- und Tränenproduktion steuert, Männer eine Erektion haben können, Kinder weiter wachsen und in die Pubertät kommen – dann gab es dafür aus Sicht des Hirntod-Konzepts plausible Erklärungen: Es seien dies allesamt rein vegetative Äußerungen eines nicht mehr in seiner organischen Einheit integrierten Körpers, nicht als Lebenszeichen zu erachten, weil der Mensch als Person infolge des diagnostizierten Funktionsverlustes seines Gehirns bereits tot sei. Ärzte und Pfleger wurden angehalten, sich diese Definition immer wieder selbst vor Augen zu halten, wenn sie an den Betreffenden Tag für Tag ihren Dienst verrichten.

Hirntote unterscheiden sich äußerlich eigentlich gar nicht von einem bewusstlosen als lebendig geltenden Menschen in intensivmedizinischer Betreuung, wie dies beim Koma der Fall ist. Bei etwa 75% der Hirntoten zeigen sich Spontanbewegungen, die vom Rückenmark her gesteuert sind. Die Hirntoten bewegen die Arme und Beine, richten sich auf und stoßen gurgelnde Laute aus. Aus Sicht des Hirntod-Konzepts gibt es für all dies eine Erklärung: Dies seien rein vegetative Funktionen, spinal vermittelte Bewegungen, «Lazarus-Zeichen», nicht etwa Lebenszeichen, denn es handelt sich ja per Definition um

Tote, im Sinn des Hirntod-Konzepts um nachgewiesenermaßen Tote.

Wer aber die Definition in Frage stellte, dem fehlte aus der Perspektive der damaligen Medizin ganz offensichtlich die Kompetenz, den Sachverhalt angemessen beurteilen zu können – so blieb es bis in die 90er Jahre.

fehleranfällige Hirntod-Diagnostik

Nach der anfänglich vorherrschenden Plausibilität mehrten sich seit Beginn der 90er Jahre nun auch unter Medizinern die Zweifel am Hirntod-Konzept als einem sicheren Todeskriterium. Unregelmäßigkeiten zeichneten sich ab und gewannen an Deutlichkeit.[44] Diese betrafen u.a. nachweisbare endokrine Funktionen des Hypothalamus, durch EEG nachweisbare elektrische Hirnaktivität, Reaktionen auf Reize von außen und erkennbare Funktionen des Zentralen Nervensystems.[45]

Grundlage für das Erkennen solcher Unregelmäßigkeiten waren nicht zuletzt die Fortschritte in der Diagnostik. So zeigte bei zahlreichen Patienten, die nach konventionellen klinischen Methoden bereits für hirntot befundenen worden waren, das EEG durchaus noch eine elektrische Aktivität innerhalb des Gehirns an.[46] Selbst ein Null-Linien-EEG würde den Funktionsverlust lediglich in einer ca. 3mm dicken Oberflächenschicht des Gehirns belegen, kann also die innen gelegenen Hirnareale sowie den Hirnstamm nicht erfassen. Aktivitäten im Hirnstamm kann man mit parenchymaler Bildgebung per SPECT sichtbar machen. Auch die übrigen anzuwendenden apparativen Diagnosemethoden wie etwa durch Reize evozierte Potentiale oder ein Nachweis von zerebraler Zirkulation durch transkranielle Dopplersonographie, Szintigraphie, Radionuklid-Angiographie falsifizierten in etlichen Fällen die Hirntod-Diagnosen, welche auf Basis der konventionellen klinischen Tests gestellt worden waren.[47] Dabei zeigte sich die Kritik auf drei Ebenen:

Eine erste Ebene der Kritik betrifft die begrenzte Aussagekraft der konventionellen klinischen Tests, die das normale Prozedere gemäß den Kriterien der Bundesärztekammer zur Feststellung des Hirntods darstellen, die aber in vielen Fällen zu fehlerhaften Ergebnissen führen. Diese konventionellen Tests beziehen sich lediglich auf Indizien, und dies auch nur für Funktionsausfälle in Teilbereichen des Gehirns. Wesentliche Funktionsbereiche des Cortex, des Mittelhirns und Kleinhirns bleiben bei diesen Untersuchungen unberücksichtigt. Lediglich bei Kindern bis zum Alter von zwei Jahren sowie nur in bestimmten Sonderfällen ist die Anwendung von apparativen Diagnosemethoden in Deutschland verbindlich vorgeschrieben – im Unterschied z.B. zu Norwegen oder Frankreich, wo den apparativen Methoden bei der Hirntod-Diagnostik eine stärkere Rolle zukommt. Die Anwendung überwiegend unzureichender Testverfahren in Deutschland steht in einem offensichtlichen Widerspruch zu dem im Prinzip verfügbaren Stand der Technik. Kommen die apparativen Diagnosemethoden zum Einsatz, können diese in vielen Fällen zumindest in Teilbereichen des Gehirns noch Hirnfunktionen nachweisen, so dass apparative und konventionelle Methoden in diesen Fällen zu unterschiedlichen Ergebnissen führen.[48]

Insgesamt ist das Set an konventionellen Tests zur Diagnostik eines vollständigen Funktionsverlustes des Gehirns mit mehr als nur theoretischen Unsicherheiten behaftet.[49] Aber selbst bei apparativen Untersuchungen bleiben gewisse Unsicherheiten bestehen, kann doch z.B. ein EEG elektrische Hirnaktivitäten lediglich in einer etwa 3mm tiefen oberflächennahen Schicht erfassen. Per PET- oder fMRT-Diagnostik stehen ergänzende Verfahren zur Verfügung, um eine Hirntod-Diagnose auszuschließen.

Ein positiver Erweis des vorliegenden Hirntods würde eine vollständige Induktion erforderlich machen, welche umzusetzen nicht möglich ist. Also ließe sich formal die Feststellung des Hirntods als definitiv nur dann erhärten, wenn das Gehirn per Nekrose bereits völlig zerstört ist. Unterhalb eines derart maximalen Kriteriums trägt jede Feststellung über den Zustand eines Gehirns im Einzelfall eher den Charakter einer mit Unsicherheit behafteten Einschätzung als einer definitiv zutreffenden Diagnose. Selbst zahlreiche induktive Tests mit negativem Ergebnis können die Hypothese eines vorliegenden Hirntods lediglich stützen, da sie keine vollständige Induktion leisten. Umgekehrt reicht ein einziger Test mit positivem Befund bereits aus, um die These zu widerlegen. In der Praxis wird man sich in jedem Fall mit einem nicht maximalen Grad an Evidenz begnügen müssen. Die bildgebenden Verfahren bringen zumindest eine erheblich größere Sicherheit, als die konventionellen Tests leisten können.

Sowohl konventionelle als auch apparative Untersuchungen erbringen kein direkt abgeleitetes Ergebnis nach Art mathematischer Berechnungen hervor. Sie zeigen lediglich Ausschnitte eines Gesamtbildes und liefern Indizien, auf deren Basis der mit dem Fall befasste Arzt schließlich ein möglichst begründetes Urteil fällen muss. Der Kriterienkatalog der Bundesärztekammer zur Feststellung des Hirntods vermittelt jedoch den Eindruck, als wäre das Urteil über den Hirntod im konkreten Fall aus den Ergebnissen der durchgeführten und im Hirntod-Protokoll dokumentierten Tests unmittelbar abgeleitet.

Eine zweite Ebene der Kritik und mögliche Fehlerquelle bei der Hirntod-Diagnostik stellen die Umstände dar. So können stark muskelentspannende Medikamente wie Schlaf- und Schmerzmittel das Vorliegend eines Hirntods vortäuschen.

Die dritte Ebene der Kritik und mögliche Fehlerquelle liegt in der menschlich-fehlerbehafteten Durchführung der konventionellen, nicht apparativen, nur indikativen Tests. Auch im 21. Jhd. ist noch immer von erheblichen Fehlerquoten, teilweise um 30% auszugehen.[50] Auch kann es gerade für weniger routinierte Ärzte z.B. eine Verwechslung mit dem Locked-In-Syndrom geben, bei dem die Patienten sogar über Bewusstsein verfügen, jedoch in ihrem gelähmten Körper gleichsam eingeschlossen sind und keine Möglichkeit haben, sich nach außen mitzuteilen. Allerdings sind in diesem Fall noch Gehirnreflexe vorhanden, und so sollte z.B. eine Augenbewegung in vertikaler Richtung festgestellt werden, so dass eine fälschliche Hirntod-Diagnose ausgeschlossen sein sollte. Beim Super-Locked-In-Syndrom jedoch sind auch diese Reflexe nicht mehr gegeben. In derartigen Fällen blieben allein die apparativen Methoden, um das Vorliegen des Hirntods diagnostisch auszuschließen. Auch das Guillain-Barré-Syndrom ist aufgrund der umfassenden Lähmungserscheinungen vordergründig von einem Funktionsverlust des Gehirns kaum zu unterscheiden.

Seit 2010 überprüft ein Vertreter der DSO vor einer Organentnahme nochmals die Hirntod-Diagnose. Immer wieder werden Fälle von wieder gesundeten, zuvor bereits für hirntot erklärten Menschen bekannt.[51] Dies gilt etwa für die 19-jährige Dänin Carina Melchior, die nach einem Verkehrsunfall 2011 für hirntot erklärt wurde, aber schließlich wieder eigenständig zu atmen begann, als das Beatmungsgerät abgeschaltet wurde, 24 Stunden später wieder die Augen öffnete und aus dem Koma erwachte. Bis Ende 2012 war sie wieder völlig genesen, lediglich der Geschmackssinn blieb deutlich beeinträchtigt. Derartige Fälle sind zahlreich berichtet.

klinisch gestützte Argumente gegen Hirntod-Konzept

Über die Fehler bei der klinischen Diagnostik zum Vorliegen des Hirntods im konkreten Einzelfall hinaus hat die Kritik aufgrund einer seit den 90er Jahren erreichten neuen klinischen Evidenz auch die Grundlage des Hirntod-Konzepts selbst eingeholt. So konnte auf Basis zahlreicher dokumentierter Fälle empirisch gezeigt werden, dass die frühere Lehrmeinung über die angenommene vorgeordnete Konstitutivfunktion des Gehirns für die somatische Integration des menschlichen Organismus als eine Ganzheit nicht zu halten ist und keine weitere Gültigkeit beanspruchen kann.

Eine besondere Bedeutung kommt dabei dem amerikanischen Neurologen D. Alan Shewmon zu, der ursprünglich selbst ein Vertreter des Hirntod-Konzepts gewesen ist. Auf Basis seiner Arbeit mit Patienten, insbesondere Kinder, ist er auf die Unstimmigkeiten im Hirntod-Konzept aufmerksam geworden und hat daraufhin zahlreiche Fälle dokumentiert und ausgewertet, insbesondere auch von solchen Patienten, deren körperliche Integration bei eigenem Herzschlag über lange Zeiträume erhalten blieben.[52] Dass solch ein Aufrechterhalten der körperlichen Integrität des Organismus über längere Zeiträume trotz Funktionsverlustes des Gehirns überhaupt möglich sein würde, galt bis zur tatsächlichen Beobachtung all dieser Fälle noch als unvorstellbar, weil es der herrschenden Vorstellung über die außerordentliche Rolle des Gehirns für die Integration des Organismus widersprach. Die nachfolgenden physiologischen Beispiele für die aufrecht erhaltene somatische Integration geben die Erkenntnisse von Shewmon wider.[53]

Zweifellos kommen dem Gehirn zahlreiche integrative Funktionen zu. Die meisten davon erstrecken sich aber auf innerzerebrale Vorgänge. Nur die wenigsten Hirnfunktionen beziehen sich auf die somatische Integration des Organismus als eines Ganzen. Umgekehrt jedoch werden die meisten integrativen Funktionen des Gesamtorganismus nicht durch das Gehirn, sondern höchstens unter partieller Beteiligung des Gehirns, viele sogar unabhängig vom Gehirn innerhalb des Organismus durch dezentral organisierte Systeme erbracht.

Das Ineinandergreifen der einzelnen beteiligten Funktionsebenen wird am Beispiel der Atmung deutlich. Infolge des Funktionsverlustes im Hirnstamm entfällt die Befähigung zur Spontanatmung. Dieser Ausfall betrifft jedoch lediglich die mechanische Pumpfunktion. Diese Pumpfunktion stellt eher eine Voraussetzung für die eigentlichen Atemprozesse im Organismus, die Zellatmung, dar; sie bedeutet keine integrative Leistung des Organismus. Substituiert man diese rein mechanische Funktion durch eine Pumpe, bleiben die komplexen Vorgänge der Atmung im Körper erhalten: sowohl der Austausch von O_2 und CO_2 an der Schnittstelle von Lunge zum Blut als auch die gesamte Atmungskette in den Zellen und dort in den Mitochondrien. All diese Prozesse werden nicht durch das Gehirn gesteuert. Ihre feinabgestimmte Steuerung ist dezentral induziert.

Ganz ähnlich verhält es sich mit der Ernährung. Ein Patient ohne Hirnfunktionen kann nicht eigenständig essen oder trinken und auch nicht schlucken. Führt man die erforderlichen Stoffe per Infusion zu, so findet innerhalb des Körpers unbeeinträchtigt die Verstoffwechselung statt, ebenso die Assimilation von Bausteinen in körpereigene Gewebestrukturen. Die Integrationsleistungen des Körpers im Sinne einer Funktionseinheit erfolgen wesentlich auf der zellulären Ebene, sie werden nicht zentral durch das Gehirn gesteuert. Der Energiehaushalt innerhalb des Organismus bleibt aufrecht erhalten, und zwar unter vollständiger Beteiligung aller Teilsysteme wie Leber, Hormonhaushalt, Muskeln und Fettgewebe. Der geordnete Stofftransport, die Anlieferung von Nähr- und Baustoffen in die Zellen sowie innerhalb der Zellen und die Entsorgung von Gift- und Reststoffen verlaufen auch ohne Hirnfunktionen ohne Probleme.

Unter der Voraussetzung, dass man einige wenige äußere Bedingungen sicherstellt, nämlich dass man die Luftzufuhr durch eine Pumpe substituiert und die Ernährung durch Infusionen gewährleistet, sind die betreffenden Patienten in der Lage, trotz eines vollständigen Funktionsverlusts ihres Gehirnorgans die Funktionseinheit ihres Organismus und ihre Lebensfunktionen zu erhalten. Zum Vergleich: Viele Klinikpatienten, die unter die Lebenden gerechnet werden, sind auf weit umfassendere Unterstützungsleistungen von außen angewiesen. Zahlreiche Patienten im Zustand eines diagnostizierten Funktionsverlusts des Gehirns sind in der Lage, über Monate und oft sogar jahrelang – dokumentiert ist ein Fall, bei dem der Patient erst 20 Jahre nach diagnostiziertem Hirntod ein Herzversagen erlitt, im Jahr 2004[54] – die wesentlichen Funktionen des Gesamtorganismus im Sinne einer Funktionseinheit aufrecht zu halten. Der Körper verbleibt im homöostatischen Gleichgewicht, d.h. in einem Zustand funktionierender und aufeinander abgestimmter, zum Teil feinabgestimmter, komplexer biochemischer Prozesse, an denen diverse Organe u.a. Leber, Nieren, Herz-Kreislauf- und Hormonsysteme sowie diverse Arten von Geweben und Zellen beteiligt sind. Der Organismus verhält sich insgesamt anti-entropisch, der Entropiezunahme entgegengesetzt (S.34), und kann seine funktionale Integrität trotz verlorener Hirnfunktionen auch über sehr lange Zeiträume aufrecht erhalten.

Gegen Infektionen sind erfolgreich koordinierte Immunreaktionen zu beobachten. Das Immunsystem behält seine wesentlichen Funktionen. Die Feinabstimmungen im Lymphsystem, im Knochenmark, und auf Gefäßebene verlaufen problemlos. Auch kann innerhalb des Organismus Fieber herbeigeführt und koordiniert werden. In den aufrechten Funktionen des Immunsystems kommt die Fähigkeit zur Selbsterhaltung und Integration des Organismus als eines Ganzen zum Ausdruck.

Gleiches gilt für die zu beobachtende Wundheilung. Diese erfordert Informationsaustausch und Zusammenwirken zwischen zahlreichen Funktionen und Zellen unterschiedlicher Gewebe. Makrophagen beseitigen abgestorbene Gewebereste. Fibroblasten gelangen an die betreffende Stelle und übernehmen den Aufbau von Kollagen. Im frisch erzeugten Bindegewebe kommt es zum gezielten Neuaufbau von Blutgefäßen. Durch Zusammenziehen der Wunde kommt die Sekretion zum Stillstand, und die Wunde vernarbt. Epithelzellen verschließen die Wunde an der Hautoberfläche. Die Wundheilung stellt eine hervorragende Form von somatischer Integration dar, da nicht nur zahlreiche Einzelfunktionen gesteuert ablaufen und fein aufeinander abgestimmt werden müssen, sondern dieser Prozess überdies zielorientiert auf die Wiederherstellung des Organismus gerichtet ist.

Eine derartige Zielrichtung zeigt sich ebenso bei Wachstumsprozessen. Kinder wachsen, trotz Funktionsverlustes ihres Gehirns, in proportionaler Weise über den ganzen Organismus hin. Zwar ist die Plastizität bei Kleinkindern insgesamt höher, doch geht diese auch mit zunehmendem Alter nicht völlig verloren. Jugendliche kommen in die Pubertät und erlangen Geschlechtsreife, was das Vorhandensein gesteuerter hormoneller Funktionen voraussetzt.

Werdende Mütter sind trotz Funktionsverlustes ihres Gehirns in der Lage, die Schwangerschaft weiter auszutragen und dem Fötus die Rahmenbedingungen für sein Heranwachsen zu gewährleisten. Dies ist bisher in etwa 30 Fällen dokumentiert worden. Auf der einen Seite gab es zwar erfolglose Hirntod-Schwangerschaften wie im Fall des «Erlanger Babys» aus dem Jahr 1992 zu verzeichnen: Das starke Medienecho war damals mit einer kontroversen Diskussion in Deutschland über den Einsatz lebenserhaltenden Maßnahmen und über die Grenzen von deren Sinn sowie deren Zumutbarkeit für die Patienten verbunden. Der Fötus verstarb schließlich fünf Wochen nach der Hirntod-Diagnose infolge von Komplikationen bei der Mutter Marion Ploch.

Auf der anderen Seite konnten jedoch sehr wohl Schwangerschaften von einigen hirntoten Müttern so weit ausgetragen werden, dass schließlich lebensfähige Kinder per Kaiserschnitt entbunden wurden, die sich später normal entwickelten. Mindestens zehn solcher erfolgreicher Schwangerschaften wurden bis zum Jahr 2003 dokumentiert.[55] Ein solcher Fall ereignete sich z.B. 1991 bei Gaby Siegel in Stuttgart in ihrer 17. Schwangerschaftswoche.[56] Nach der Hirntod-Diagnose, mehrfach durch

Null-Linien-EEG gestützt, blieben ihre Körperfunktionen weithin aufrecht, und die Schwangerschaft nahm ihren Fortgang. Für den Kardiologen Paolo Bavastro, den zeitweise behandelnden damaligen Klinikarzt, bedeutete die konkrete Erfahrung mit der schwangeren Gaby Siegel den Anlass, das Hirntod-Konzept in Zweifel zu ziehen: «Ein toter Körper kann unmöglich all diese Steuerungsprozesse in Gang halten, die nötig sind, damit der Fötus am Leben bleibt». Die Patientin reagierte auf ihre Lieblingsmusik mit rasendem Puls und steigendem Blutdruck. Durch vertrauten Zuspruch mit Auflegen der Hände beruhigte sich der Kreislauf wieder. 47 Tage nach der Hirntod-Diagnose, in der 25. Schwangerschaftswoche, traten bei Gaby Siegel verstärkt Herzrhythmusstörungen und Blutdruckschwankungen auf. In der 29. Schwangerschaftswoche, am 84. Tag seit dem Kollaps der Patientin, setzten die Wehen vorzeitig ein, der Blutdruck der Mutter sank ab, und die Gebärmutter wurde nicht mehr im ausreichenden Maß durchblutet. Die Ärzte brachten daraufhin das Kind, Max Siegel, per Kaiserschnitt zur Welt. zwei Tage darauf traten bei der Patientin Herzrhythmusstörungen auf, und es kam zum Herzstillstand. Das Kind konnte später ein normales Leben führen und machte seinen Schulabschluss.

Vielfach zeigen sich hirntote Patienten in der Lage, dass man sie nach einem Herzstillstand wiederbeleben kann, oder dass diese nach kritischen Episoden wie Blutdruckabfall oder Sepsis wieder einen stabilen Zustand erreichen. Viele Patienten können trotz Funktionsausfalls des Gehirns ihre Herz-Kreislauf-Tätigkeit aufrecht erhalten, und auch der Blutdruck, dessen Regulation normalerweise durch die Medulla erfolgt, kann auch ohne Hirnfunktionen aufrecht erhalten und zumindest grob reguliert werden. Zwar bleibt der Blutdruck meist unterhalb der Normwerte, aber auf einem durchaus hinreichenden Niveau, um die Körperfunktionen zu erhalten. In einigen Fällen kann auf die Gabe blutdrucksteigernder Medikamente ganz verzichtet werden.

Nach dem Funktionsverlust des Gehirns ist lediglich ein Finetuning nicht mehr möglich. Dennoch kann der Blutdruck durch das Herz-Kreislauf-System insgesamt erhalten werden, so dass der Fortbestand des Organismus möglich ist. Es ist keineswegs so, als hätte das Gehirn nichts mit den Funktionen für die Integration des Organismus als eines Ganzen zu tun. Die Rolle des Gehirns ist dabei aber eher modulierend als konstituierend. Dem Gehirn kommt also durchaus eine wichtige Rolle in der Feinsteuerung zu. Nicht jedoch hängt die Funktionsfähigkeit des Organismus als eines Ganzen gänzlich und ausschließlich vom Gehirnorgan ab.

In ähnlicher Weise ist die Funktion des Gehirns für die Aufrechterhaltung der Körpertemperatur zu beschreiben. Deren Feinsteuerung erfolgt durch die präoptische Region im Hypothalamus, so dass die leicht voneinander abweichenden Standardtemperaturen innerhalb der einzelnen Körperregionen in engen Toleranzgrenzen erhalten werden. Bei einem Funktionsverlust des Gehirns entfällt diese gehirnvermittelte zentrale Steuerung. Dennoch bleibt die Körpertemperatur innerhalb einer lebenstauglichen Größenordnung bestehen. Die Körperwärme resultiert aus den Stoffwechselaktivitäten in den Mitochondrien. Die Rolle des Gehirns ist bezüglich der Körpertemperatur lediglich modulierend-steuernd, nicht aber konstitutiv für die Funktionsfähigkeit des Organismus. Bei Patienten mit Funktionsverlust des Gehirns ist eine erniedrigte durchschnittliche Körpertemperatur festzustellen. Aber auch bei älteren Menschen sinkt die Körperkerntemperatur ab, die normalerweise in den einzelnen Körperregionen zwischen 35,8 und 37,2 °C beträgt. In hohem Alter lässt die Regulationsfähigkeit des Hypothalamus nach. Doch auch im Fall eines Funktionsverlustes des Gehirns und dem dadurch bedingten Ausfall der Feinsteuerung sinkt die Körperkerntemperatur in vielen Fällen nicht auf ein kritisches Maß ab. Meist genügt es bereits, die Patienten gut zuzudecken.

Paradoxerweise bleiben diese wenigen somatisch integrativen Funktionen, bei denen das Gehirn zumindest regulativ eine Rolle spielt, in den konventionellen Kriterien zur Diagnose des Hirntods außen vor. So wird z.B. ein plötzlicher Blutdruckanstieg ausdrücklich als mit den Hirntod-Kriterien kompatibel bewertet. Stattdessen zielen die konventionellen Kriterien auf Indizien zur Beurteilung der Funktionstüchtigkeit des Gehirns, die überhaupt nichts mit der Integration des Organismus zu tun haben.

Fazit: nur begrenzte Rolle des Gehirns bei der Erhaltung des Organismus als integrierte Funktionseinheit

Die zahlreichen physiologischen Beispiele aus der Beobachtung von Patienten, die sich teilweise über sehr lange Zeiträume im Zustand des diagnostizierten Hirntods befanden, zeigen auf empirische Weise, dass die Funktionen des Gehirns bei Erhaltung des Organismus als einer integrierten Funktionseinheit nur eine begrenzte Rolle spielen. Die meisten systemischen Funktionen des Organismus sind dezentral organisiert. Die Integration des Organismus als Ganzheit beruht wesentlich auf dezentraler Organisation. Dies betrifft z.B. das Immunsystem, den zellulären Stoffwechsel (Zellatmung, Ernährung) einschließlich der erforderlichen Transportfunktionen, die Erhaltung des Organismus im homöostatischen Gleichgewicht, zielgerichtete Wundheilungs- und Wachstumsprozesse sowie viele weitere oben genannte Beispiele. Bei all diesen integrativen Systemfunktionen des Organismus spielt die Funktionsfähigkeit des Gehirns keine oder keine unverzichtbare Rolle.

Durchaus kommt bei einigen wenigen Integrationsprozessen des Gesamtorganismus bestimmten Hirnfunktionen eine wichtige Rolle zu. Dies betrifft etwa die Regulierung des Blutdrucks oder der Körpertemperatur. Dabei aber ist die Rolle des Gehirns keine konstitutive als vielmehr eine modulierende, eine mitwirkende, eine Rolle im Bereich der Feinsteuerung, welche die somatische Integration des Organismus nicht etwa bewirkt, sondern deren dezentral organisiertes Funktionieren bereits voraussetzt, da sie modulierend darauf aufsetzt.

Es ist also nicht so sehr das Gehirn, das den Organismus zu einem Ganzen macht. Überhaupt hat sich das mechanistische Modell «Teile – Ganzes» als inadäquat erwiesen, um das Funktionieren eines Organismus zu beschreiben. Ein Organismus ist nicht die Summe von Teilen – dies würde lediglich eine nachträgliche, jedoch keine ursprüngliche und eigentliche Einheit begründen. Lebewesen stellen vielmehr eine organische Einheit dar, welche die emergente Integration zu einem Ganzen in sich einschließt. Zur Integration eines Organismus bedarf es keines separaten, singulären einheitsstiftenden Extra-Organs, wofür das Gehirn zuvor irrtümlich gehalten wurde.

Der Grund für die integrierte Einheit eines Organismus ist also nicht separierbar und nicht lokalisierbar. Ein Organismus als per se integriertes System besteht in Systemeinheit mit seinen wechselseitig integrierenden Teilsystemen. Diese Integration hängt nicht von der Funktionsfähigkeit eines einzelnen Organs namens Gehirn ab.

Die Annahme, dass das Gehirn es sei, das den Organismus in seiner Einheit konstituiert, ihn überhaupt erst zu einer Einheit auf einer Ebene oberhalb der einzelnen Zellen macht, stellte damals die Basis dafür dar, den Funktionsverlust des Gehirns mit dem Tod des Menschen gleichzusetzen. Das Urteil der President's Commission von 1981 («Defining Death») war gänzlich auf dieses Argument aufgebaut («brain [...] as the complex organizer and regulator of bodily functions [...] Only the brain can direct the entire organism" – vgl. S.79).

Nun aber konnte empirisch gezeigt werden, dass die frühere Lehrmeinung über die angenommene vorgeordnete Konstitutivfunktion des Gehirns für die somatische Integration des menschlichen Organismus als eine Ganzheit nicht zu halten ist. Es ist also nunmehr offensichtlich, dass es sich damals um eine Überinterpretation der Rolle des Gehirns, um eine Fehlinterpretation, um einen Reduktionismus auf das Gehirn gehandelt hat. Damit aber ist das Hirntod-Konzept als fehlkonstruiertes, nicht mehr tragfähiges Konzept, in seiner Bedeutung eines Kriteriums für das tatsächliche Vorliegen des Todes eines Menschen als unzutreffend offenkundig geworden. «The point is simply that the orthodox, *physiological* rationale for BD [brain death] is precisely *physiologically* untenable.»[57] Die physiologische Basis für das klassische Hirntod-Konzept ist aus physiologischen Gründen evidentermaßen unhaltbar geworden.

Unter der Voraussetzung, dass man einige wenige äußere Bedingungen sicherstellt, nämlich dass man die Luftzufuhr durch eine Pumpe substituiert und die Ernährung durch Infusionen gewährleistet, sind die betreffenden Patienten in der Lage, trotz eines vollständigen Funktionsverlusts ihres Gehirnorgans die Funktionseinheit ihres Organismus und ihre Lebensfunktionen zu erhalten. Einen Patienten in einem derartigen Zustand für tot zu halten, entbehrt jeder vernünftigen Grundlage.

Mit welcher Berechtigung könnte jetzt noch der vollständige und irreversible Funktionsverlust des Gehirns als per se gleichbedeutend mit dem Tod des Menschen erachtet werden?

Konsequenzen aus der neu gewonnenen Evidenz

Formal gilt die Feststellung des Todes nach wie vor als notwendige Voraussetzung für jede Organentnahme, die nicht von einem expliziten Lebendspender kommt. So ist es in Deutschland im Transplantationsgesetz geregelt, so steht es in den Gesetzen der USA sowie in den Rechtsordnungen vieler weiterer Länder. Dabei gibt es zwischen den einzelnen Ländern durchaus Unterschiede, unter welchen Umständen und Kriterien der Tod eines Menschen erklärt wird (Ganzhirntod in

Deutschland, Hirnstammtod in Großbritannien). Immer aber gründeten diese gesetzlichen Regelungen auf der Annahme, dass es sich dabei um den tatsächlichen Tod des Menschen handelt. Der juristische Sinn rekurriert auf einen mutmaßlich realen.

Da inzwischen jedoch empirisch gezeigt werden konnte, dass die frühere Lehrmeinung über die angenommene vorgeordnete Konstitutivfunktion des Gehirns für die somatische Integration des menschlichen Organismus als eine Ganzheit nicht zu halten ist, hat die Diskussion um das neurologische Todeskriterium eine zusätzliche Brisanz erhalten. Die Auseinandersetzung hat an sachlicher Intensität zugenommen, verbleibt aber weitgehend im akademischen Raum, wobei es inzwischen die Befürworter des Hirntod-Kriteriums sind, die in der Position der Defensive stehen. Dass der vollständige und irreversible Funktionsverlust des Gehirns als per se gleichbedeutend mit dem Tod des Menschen erachtet wird, steht heutzutage mehr in Frage als jemals zuvor.

Zweifellos handelt es sich bei der Frage nach einer zutreffenden Bestimmung des Todes um eine Sachfrage, sogar um eine Sachfrage von höchster Bedeutung. Die Dringlichkeit einer Antwort ergibt sich jedoch de facto vor allem im Hinblick auf Organentnahmen zu Transplantationszwecken und dem daraus resultierenden gewaltigen Bedarf an Spenderorganen. Für einen nach seinem Tod zu bestattenden Menschen ist es von untergeordneter Bedeutung, einen möglichst exakten Punkt seines Todes zu bestimmen, da das Erlöschen aller Lebensfunktionen in einer engen zeitlichen weil kausalen Abfolge vor sich geht. Das Sterben erfolgt körperweit assoziiert zwischen allen Organen und Subsystemen. Dies gilt mit Einschränkung auch dann, wenn im Fall eines irreversiblen Funktionsverlustes des gesamten Gehirns die intensivmedizinische Betreuung alsbald eingestellt wird. Für Transplantationszwecke jedoch werden möglichst lebendfrische Organe benötigt. Hierfür erscheint das neurologische Todeskriterium aus transplantationspraktischer Sicht ideal, weil unter den Bedingungen intensivmedizinischer Versorgung der Hirntod dissoziiert von den übrigen Organen bleibt, und diese ihre möglichst idealen Eigenschaften behalten. Angesichts der medizinischen Möglichkeit von Organtransplantationen fordert die Frage nach einer möglichst präzisen Abgrenzung zwischen Leben und Tod eine exakte Antwort.

Was folgt daraus, dass die frühere Lehrmeinung über die angenommene vorgeordnete Konstitutivfunktion des Gehirns für die somatische Integration des menschlichen Organismus als eine Ganzheit nicht zu halten ist? (1) Man könnte das Hirntod-Konzept auch in medizinisch-empirischer Hinsicht als falsifiziert ansehen, das davon abhängige neurologische Todeskriterium für ungültig erklären, juristisch die Konsequenzen ziehen und auf dieser Basis keine Organentnahmen mehr zulassen, so dass erheblich weniger geeignete Spender für Organentnahmen zur Verfügung ständen. Die hohen Transplantations-Fallzahlen wären damit hinfällig, Herz-Transplantationen nicht mehr möglich, wenn etwa ein kombiniertes Hirn- und Herztod-Kriterium einschließlich death-watch-Zeit erfüllt sein müsste. Die Entwicklung von Alternativen zu Organtransplantationen wie z.B. Zelltherapie oder die Entwicklung künstlicher Organe wäre stärker gefragt. Die bereits erzielten Fortschritte in diesem Bereich dürften einen zusätzlichen Schub erfahren. Gleiches gilt für Organe aus Laborzüchtung. Andere Quellen für lebendige Organe wie die Xenotransplantation und der dadurch bedingte Umgang mit Tieren insbesondere Schweinen bergen große ethische Probleme und markieren eine nächste Ebene menschlichen Fehlverhaltens.

(2) Oder man könnte die dead donor rule (S.143) innerhalb gewisser Grenzen aufgeben, wie es von einigen Seiten gefordert wird; jene Anforderung, die für eine Organentnahme den eingetretenen Tod als Voraussetzung fordert. Die Entnahme-Praxis müsste sich dabei nicht einmal unbedingt ändern. Die Erfüllung der bisherigen Hirntod-Kriterien könnte als Voraus-

setzung in Kraft bleiben, nur dass durch die Kriterienerfüllung nicht mehr der Tod des Menschen als festgestellt behauptet würde. Das neurologische Kriterium könnte ohne Umweg über die Todeserklärung direkt als Basis für die Entnahme von Organen aus erklärten Spendern dienen. Gewisse Organe von erklärten Spendern wären auch auf dem Weg der Herztod-Diagnose zu erhalten. Die verfassungsgemäßen Möglichkeiten für einen derartigen Schritt sind beschränkt, könnten aber ausgelotet werden.

(3) De facto aber ist von amerikanischer Seite her ein dritter Weg beschritten worden (vgl. Kapitel 6): Es handelt sich dabei um den Versuch, das neurologische Kriterium für den Hirntod auf eine andere Weise als bisher zu legitimieren, somit die existierende Kritik zu entkräften, den Fortbestand des Hirntod-Kriteriums zu sichern und dieses gegen grundsätzliche Kritik zu immunisieren. Dies geschieht um den Preis einer stärkeren weltanschaulich-philosophischen Festlegung auf konkrete Thesen über Leben und Tod. Eine neue Begründung, will sie denn Gültigkeit beanspruchen und Akzeptanz finden, kann nicht am Sachverhalt vorbeigehen, was Leben und Tod eigentlich sind, sondern müsste dem Wesen von Leben und Tod angemessen sein. Bei einer (Neu-)Bestimmung von Leben und Tod kann es sich nur um eine feststellende Definition, nicht aber um eine kreative Festsetzung handeln. Denn Leben und Tod sind als Tatsachen jeder Beurteilung vorgegeben – man kann ihnen nur mehr oder weniger gerecht werden.

Kapitel 6

Anpassungen am Hirntod-Konzept von 2008

Angesichts der wachsenden Zweifel am Hirntod-Konzept hat die von 2001 bis 2009 amtierende US-Bioetheik-Kommission, The President's Council on Bioethics (PCBE), im Dezember 2008 eine Stellungnahme zu den Kontroversen in der Frage der Bestimmung des vorliegenden Todes in Form eines Weißbuchs unter dem Titel «Controversies in the Determination of Death. A White Paper of the President's Council on Bioethics» veröffentlicht.[58]

Nicht nur Ausgangspunkt, sondern Dreh- und Angelpunkt für diese Stellungnahme ist die aktuelle Kontroverse um das Hirntod-Kriterium. Das einst etablierte und zumindest im medizinischen Bereich damals auf breiter Basis akzeptierte Standardmodell hat seit der Jahrtausendwende verstärkt Bedenken auch unter Medizinern auf sich gezogen. Die ohnehin seit jeher kontroverse Debatte ist durch die empirisch belegten Zweifel an der früheren Lehrmeinung über die angenommene vorgeordnete Konstitutivfunktion des Gehirns für die somatische Integration des menschlichen Organismus als eine Ganzheit in eine neue Phase eingetreten. Die Kommission spricht von Komplikationen und Herausforderungen (complications, challenging findings, facts) für jene, die den gänzlichen und irreversiblen Verlust der Hirnfunktionen mit dem Tod des Menschen identifizieren. Die Ethikkommission räumt die Tatsache ein, dass bei Patienten mit diagnostiziertem gänzlichem

Versagen des Gehirns (total brain failure) durchaus noch Hirnfunktionen vorhanden sein können (may retain vertain limited brain functions) (White Paper S.44/45).

Die Ethikkommission spricht daher von einer Überprüfung («re-examination») des Hirntod-Konzepts und legt ihre eigene Stellungnahme in der Frage vor, nach welchem Standard jemand für tot erklärt werden kann. Weißbücher (White Papers) beschreiben technische Standards oder unterbreiten Vorschläge für staatliches Handeln. Die staatlichen Organe können sich dann in Gesetzgebung, Exekutive und Rechtsprechung auf einen anerkannten wissenschaftlichen Standard berufen und brauchen nicht selbst die unmittelbare Verantwortung für das Urteil in Sachverhaltsfragen zu übernehmen.

Im vorliegenden Fall ist es das offensichtliche Anliegen der Kommission, das in Zweifel gezogene Hirntod-Kriterium durch eine neue Begründung abzusichern und so die aktuell gültige Gesetzgebung als auch die Praxis der Transplantationsmedizin zu legitimieren. Mit Worten wird die Frage nach der Bestimmung des Todeszeitpunktes von den Anforderungen der Transplantationsmedizin zwar klar getrennt, um dem Verdacht eines interessegeleiteten Vorgehens zu begegnen. Dass die Frage nach der Bestimmung des Todes eine Sachfrage ist, erscheint selbstverständlich. Die praktische Konsequenz einer Antwort betrifft jedoch in erster Linie die Praxis der Organtransplantation, die zumindest in bestimmten Teilbereichen wie der Herztransplantation bisher auf das Todeskriterium des dissoziierten Hirntods angewiesen ist. Ausdrücklich werden auch die Erfordernisse aus Sicht der Transplantationsmedizin im White Paper genannt; ein Rückgang bei transplantierenden Organen sei nicht zu vertreten – so das nicht hinterfragte Dogma (S.10; 69-74).

Formal stellt die Kommission im Weißbuch ihre These auf eine Art und Weise dar, als würden die drei maßgeblichen Positionen zum Thema verglichen und bewertet. Position 1: Das gebräuchliche neurologische Todeskriterium ist biologisch nicht gerechtfertigt. Position 2: Dieses neurologische Todeskriterium ist biologisch gerechtfertigt. Position 3: Der Tod des Menschen als Person ist vom Tod des Organismus zu unterscheiden. Tatsächlich bleibt unverkennbar, dass die ganze Stellungnahme im Dienst einer neuen Begründung des Hirntod-Kriteriums steht. Die drei Positionen werden eher als Stilmittel angeführt denn als Mittel zur Wahrheitsfindung. Das Weißbuch stellt insofern keine fachliche Expertise dar.

Position 3 wird nur ganz am Rande behandelt (S.50/51). Tatsächlich handelt es sich bei der Unterscheidung zwischen dem Tod des Menschen als Person und dem Tod des Organismus um Positionen, die vornehmlich von Fachvertretern in Fachzeitschriften diskutiert werden, Positionen, die jedoch auf die öffentliche Debatte kaum Einfluss ausüben. Offensichtlich will man sich nicht auf für die Öffentlichkeit abgehoben erscheinende Akademikertheorien einlassen und nicht zweierlei Tod unterscheiden, in deren Zwischenzustand das Paradox eines personlosen sterbenden Körpers zu erklären wäre, bei dem die Person bereits tot ist, der Körper aber noch weiterhin im Sterben befindlich (S.51). Tatsächlich ist ein derartiges Konzept mit jenem vom dissoziierten Hirntod verwandt: Das Leben der Person wäre erloschen, und zwar zusammen mit dem Gehirn dissoziiert vom übrigen Körper, dessen Organe hingegen künstlich-zwangsweise zunächst lebendfrisch erhalten bleiben. Diese Unterscheidung würde klar und deutlich zum Ausdruck bringen, was im Konzept vom dissoziierten Hirntod impliziert ist, und einen explantationsgünstigen Todeszeitpunkt begründen. Dieser Weg wird im White Paper jedoch nicht beschritten. Die Kommission weist jede Theorie von «zwei Toden» («two deaths») mit Verweis auf den biologischen Wortsinn von «Tod» zurück. Position 3 wird nach sehr kurzer Darstellung beiseite geschoben und hat auf die Substanz der vorliegenden Stellungnahme keinen Einfluss.

Somit läuft es im Kern darauf hinaus, Position 2 durch eine neue Begründung gegen Position 1 zu verteidigen, sprich: der

Shermon-Kritik durch eine neue Begründung des Hirntod-Konzepts den Wind aus den Segeln zu nehmen. Bereits die Darstellung von Position 1 beschränkt sich im wesentlichen auf die von Shermon's empirischer Arbeit gestützte Kritik: die begrenzte Rolle des Gehirns bei der Erhaltung des Organismus als einer integrierten Funktionseinheit. Das White Paper setz diese Kritik in Beziehung zu einem klassischen Beitrag von Hans Jonas aus dem Jahr 1974 (1969): dass man den exakten Grenzverlauf zwischen Leben und Tod nicht kenne, und dass man sich im Falle berechtigter Zweifel auf die Seite des möglichen Lebens schlagen müsse (S.53). Eine umfassende Erörterung der Sachfrage, was gegen eine biologische Rechtfertigung des Hirntod-Kriteriums spricht, findet im Rahmen der White-Paper-Stellungnahme nicht statt. Insbesondere die gegenwärtige biologische systemische, von der Systemtheorie her genährte Sicht auf das Phänomen des Lebens und auf Organismen im besonderen findet keine Berücksichtigung. Es wird keine Gesamtsicht erarbeitet. Dabei wird deutlich: Durch das Stilmittel der Darstellung in Form von drei Positionen (formuliert nach Art von Thesen vor einer US-Grand-Jury) wird die notwendige umfassende Sacherörterung umgangen. Diese findet im Rahmen der White-Paper-Stellungnahme nicht statt und liegt weder der Abfassung des White Papers noch der Beurteilung der Sachfrage zugrunde.

Das White Paper liest sich eher wie eine Urteilsbegründung denn ein Sachverständigenpapier, und zwar ganz und gar zugunsten von Position 2, dass nämlich das Hirntod-Kriterium als gerechtfertigt anzusehen sei. Insofern stellt sich die vorliegende Stellungnahme wie ein Positionspapier dar. In der Neubegründung der Gültigkeit des Hirntod-Arguments liegt der Fokus weiterhin auf der Ebene des Gesamtorganismus in Abgrenzung gegenüber den integrierten Ebenen des Lebendigen wie etwa Organe oder Zellen (S.59). Die Frage nach dem Tod des Menschen wird ausschließlich auf die Ebene des Gesamtorganismus bezogen, allerdings ohne die systemische Wechselwirkung aller Ebenen des Lebendigen im integrierten Organismus zu berücksichtigen. Diese werden ignoriert.

Die Kommission identifiziert das Leben des Menschen mit der Ganzheit des Organismus, sieht es aber nunmehr als Fehler und wenig hilfreich an, ein eigenes Prinzip für diese Ganzheit anzunehmen, wie dies früher geschehen sei (S.59) und was durch die Shermon-Beobachtungen widerlegt ist. Damit revidiert die Kommission von 2008 das Urteil der President's Commission von 1981 («Defining Death»), welches gänzlich auf die Sonderrolle des Gehirns als Integrator für den Organismus als Ganzheit aufgebaut war. Die Kommission von 2008 räumt ein, diese frühere Sichtweise sei eine falsche Annahme gewesen, dass das Gehirn als «der Integrator» der Vitalfunktionen des Organismus angesehen wurde (S.60).

Stattdessen wird die Ganzheit des Organismus in der durch die Kommission vorgelegten Stellungnahme nun auf die Arbeit der Selbsterhaltung (work of self-preservation) zurückgeführt, die durch einen bedürfnisgetriebenen Austausch (needdriven commerce) des Organismus mit der Umwelt erreicht wird. Die Bedürfnisebene (needy mode of being) wird zum unverzichtbaren Kennzeichen d.h. zu einem Proprium für den Organismus erklärt.

Die Kommission sagt: Erst indem ein lebender Organismus im Vollzug der «fundamental vital work» durch aktiven Austausch mit der Umwelt der Befriedigung dieser grundlegenden Bedürfnisse nachkommt und aus eigenem Vermögen überhaupt nachkommen kann, unterscheidet er sich von toten Organismen und lebloser Materie. Dabei werden aus Sicht der Kommission drei grundlegende Fähigkeiten vorausgesetzt: 1. Offenheit zur Welt hin, Stimuli und Signale aus der Umwelt zu rezipieren. 2. Die Fähigkeit, auf die Welt einzuwirken, um selektiv zu erhalten, was man braucht. 3. Das grundlegend gefühlte Bedürfnis, das den Organismus dazu antreibt, so zu handeln, was er tun muss, um das zu erhalten, was er braucht und was seine Offenheit (zur Welt) ihm als erhältlich sichtbar macht.

Der stillschweigend vollzogene, in keiner Weise hergeleitet-begründete, sondern einfachhin gesetzte Paradigmenwechsel durch die Kommission ist augenfällig. Die Kommission definiert damit positivistisch ein Modell von dem, was ihrer Meinung nach als höheres Leben bezeichnet werden soll: ein Organismus, der in erster Linie an seiner Selbsterhaltung «arbeitet», dessen vitale Bedürfnisebene im Vordergrund steht: essen, trinken, und insbesondere atmen – Vorgänge, bei denen ein aktiver Austausch mit der Umwelt festgestellt werden kann: Der Input-Output von Essen und Trinken als Inbegriff des Stoffwechsels genommen, das Rein-Raus in der Pumpbewegung von Luft als Inbegriff der Atmung (to take in food and water and, even more basically, to breathe). Und dazu ein Körper, der dies, zumindest im Prinzip, eigenständig zu tun imstande ist (ability to act on one's own behalf; S.62). Ein lebender Organismus ist nur dann ein lebender, wenn er sich so verhält, wie sich lebende Organismen eben normalerweise eigenständig zu verhalten pflegen – so das neue Credo.

Die formulierten Kriterien erscheinen orientiert am Ideal eines kerngesunden Menschen. Dementsprechend hängt die Latte hoch, um die Bedingungen für Lebendigsein erfüllen zu können. Menschen mit vollständigem und irreversiblem Verlust ihrer Gehirnfunktionen stehen jedoch am äußersten Rand und nicht in der Blüte ihres Lebens. Wie defizient, gar kritisch darf der Zustand eines Todkranken, ja Sterbenden sein, um nicht als bereits tot deklassiert zu werden?

Die Kommission tut so, als würde sie den eigentlichen Sinn von Leben und Tod, wie dieser aus der Alltagserfahrung bekannt ist, nur wieder freilegen, nachdem dieser durch die technischen medizinischen Fortschritte wie das Beatmungsgerät in den vergangenen Jahrzehnten verdunkelt worden sei. Das Kriterium für Leben und Tod wird gänzlich auf die vitale Ebene gerückt, allerdings lediglich auf deren sichtbarste Ebene. Dass der Organismus Stoffwechsel wesentlich auf Zellebene in den Mitochondrien durchführt, Baustoffe in körpereigene Gewebestrukturen assimiliert, Transportfunktionen wohldosiert organisiert, all diese Integrationsleistungen unter Beteiligung fast aller Subsysteme dezentral gesteuert werden – es spielt für das im White Paper vorgelegte Bild von einem lebendigen Organismus keine Rolle. Das Konzept bleibt auf die Ebene beschränkt, dass ein Ernährungsbedürfnis gefühlt wird und im aktiven Austausch mit der Umwelt zu Essen und Trinken führt. Eine derartige Sicht wird der Vielschichtigkeit der biologischen Phänomene eines menschlichen Organismus nicht gerecht und ist reduktionistisch.

Noch deutlicher wird das leitende Interesse der Kommission bei den Vorgängen der Atmung, deren Erörterung gleich mehrere Seiten des White Papers gewidmet sind (S.62-66). Woher kommt das besondere Interesse der Kommission gerade an der Atmung? Der Text beinhaltet eine kurze Anspielung auf die christliche Tradition (S.66). Tatsächlich wird in einer der biblischen Schöpfungserzählungen nach Genesis der dem Menschen eingehauchte Atem mit seinem Leben gleichgesetzt, später in einer Epoche der christlichen Theologiegeschichte der Lebensatem mit der Seele. Sterben bedeutet, den letzten Atemzug zu tun und den Atem auszuhauchen. Die Anspielung auf die christliche Tradition stellt jedoch nicht mehr als einen Aufhänger dar. Im Zentrum des Interesses aber steht etwas anderes.

Auf dem Feld der Atmung führt die Kommission die Verteidigung des Hirntod-Konzepts gegen dessen empirische Anzweiflung. Die Argumentesammlung gegen die konstitutiv-vorgeordnete Sonderrolle des Gehirns für die Integrationseinheit des Organismus – veröffentlicht von Shermon in einem Fachartikel von 2001 – stellte die Atmung im Kontext der Atmungskette dar, legte den Akzent auf die ubiquitäre, vielschichtige und hoch komplexe Zellatmung, den Austausch von O_2 und CO_2 in der Lunge an der Schnittstelle zum Blut und insbesondere auf die intrazellulären Prozesse in den Mitochondrien. Die Bedeutung des zwerchfellbetriebenen Ein- und Ausatmens wurde demgegnüber untergeordnet. Die Pumpfunktion durch eine Prothese zu ersetzen, sei eine verhältnismäßig geringe Unterstützungsleistung; vielen Klinikpatienten werden erheblich größere Unterstützungsleistungen und Substitutionen von körpereigenen Prozessen zuteil.

Seitenlang polemisiert das White Paper gegen diese Sicht der Dinge, betont die unverzichtbare Bedeutung der Spontanatmung (natural work of breathing; motor act of spontaneous breathing; needy thing) als Lebenszeichen, beschreibt, wie das Zusammenziehen des Zwerchfells das Einströmen der Luft in die Lunge bedingt. Der Spontanatmung – breathing in the bello sense (vor Augen steht das Bild eines hechelnden Hundes) mit einer Spitze gegen die Shermon-Kritik – wird eine konstitutive Rolle zugesprochen. Shermon hingegen wird ausdrücklich und umfassend vorgeworfen, den wesentlichen, nämlich den appetitiven Charakter der Atmung ignoriert zu haben (ignoring the essentially appetitive nature of animal breathing). Man stellt die Shermon-Argumentation ins Abseits, um der Anti-Hirntod-Dynamik (auch symbolisch) den Wind aus den Segeln nehmen. Die Kommission sagt kein Wort zum Herzschlag (Transplantationen erfordern möglichst lebendfrische Organe), sondern konzentriert sich auf das Atmen, wohl wissend, dass jene, welche das Hirntod-Kriterium erfüllen, hirnstammausfallbedingt nicht mehr aus eigener Kraft spontan Ein- und Ausatmen können. Das White Paper beschränkt sich in der Bestimmung des Lebenskriteriums auf die intakte Funktion der Luftpumpe, und ignoriert alle übrigen weitreichenden Bereiche der komplexen Atmung(skette).

Der Einwand, dass es auch lebende Kranke gibt, die nicht aus eigener Kraft atmen können, wird berücksichtigt. Diese seien selbstverständlich nicht gemeint. Das Todeskriterium wird daraufhin durch eine Summenformel dargestellt: Wenn keine Zeichen von Bewusstsein vorliegen (Cortex) *und* keine

Spontanatmung (Hirnstamm) *und* die Hirnfunktionen nach bestem klinischen Urteil irreversibel erloschen sind, dann folgt daraus, dass der Patient gestorben ist (S.64).

Ignoriert wird im White Paper das breite Spektrum an biologischen Lebenszeichen wie das homöostatische Gleichgewicht, ein funktionsfähiges Immunsystem, Wachstums- und Heilungsprozesse, die hochkomplexe und vielfältige antientropische tätige Aktivität des Organismus, was alles bei diagnostizierten Hirntoten nachgewiesen wurde. All dies wird beiseite gewischt. Dass Leben auf der Ebene höherer Organismen wesentlich verschränkte Komplexität von integrierten Ebenen des Lebendigen bedeutet, bleibt unberücksichtigt. Ohne intakte Luftpumpe – so die Position der Kommission – brauche man überhaupt nicht weiter zu argumentieren.

In Worten wird das notwendige biologische Fundament für eine Todesdefinition zwar beschworen (S.50; 69). De facto aber wird eine lex humana oder lex animalis behauptet, das Todeskriterium ausschließlich auf höhere Lebewesen bezogen; andere Lebensformen wie Bakterien und Pflanzen bleiben aus der Betrachtung ausdrücklich ausgeschlossen (S.61), ebenso die Körperzellen in Gegenüberstellung zum Organismus (S.59). De facto wird also kein biologisches Todeskonzept entwickelt, lediglich ein reduktionistisches interessegeleitet positivistisch behauptet.

Der Hinweis, dass es beim vorgeschlagenen Todeskriterium lediglich um die Ebene des Gesamtorganismus gehe, greift nicht. Das Thema Ganzheit scheint nicht mehr zu sein als ein Aufhänger. Das wiederlegte ehemalige Verständnis, dass das Gehirn für die integrierte Ganzheit des Organismus verantwortlich sei, stellte zumindest ein Ganzheitskriterium dar, wenn auch ein unzutreffendes, und ging auf die Frage nach der integrativen Ganzheit des Organismus ein. Insofern kam diesem Ganzheitskriterium aus der damaligen Sicht eine gewisse Plausibilität zu, auch wenn dem dabei implizierten Menschenbild heftig zu widersprechen war. Im vorliegenden White

Paper wird kein neues Ganzheitskriterium dargeboten. Das Lebenskriterium für den Organismus als Organismus bleibt rein äußerlich und auf die bedürfnisbefriedigende Ausführung der «fundamental vital work» beschränkt. Was die Ganzheit des lebendigen Organismus ausmacht, gerät aus dem Blick, auch wenn der Tod, der im White Paper dargestellt werden soll, ausschließlich auf diese Ebene der Ganzheit bezogen wird, in Absehung von den integrierten Ebenen des Lebendigen. Dass biologisch gesehen die systemische Integration an die Stelle des falsifizierten Integrationsorgans getreten ist, bleibt unberücksichtigt.

Aus der vorgelegten Lebensdefinition, abweichend von einem biologischen Verständnis, ergeben sich Paradoxe, wie zu Recht bemerkt worden ist.[59] So fallen Embryonen nicht unter die Lebensdefinition, die menschliche Verdauung hingegen erfüllt die drei formulierten Bedingungen sehr wohl: (1) offen für das von außen Kommende, (2) Fähigkeit, aus der zugeführten Nahrung selektiv das aufzunehmen, was gebraucht wird und (3) die grundlegend gefühlte Notwendigkeit, die den Organismus zur Verdauung antreibt um das zu bekommen, was er benötigt.

Das White Paper ist nicht mehr als eine Stellungnahme, ein Positionspapier, kein Ergebnisbericht über breit angelegte Untersuchungen über die Fragen von Leben und Tod, keine Metastudie. Es gehört wohl zur Natur eines White Papers, in erster Linie ein «was» auszusagen als hierfür ein «warum» darzulegen. Thesen werden jedoch nicht dadurch wahrer, dass sie in einem White Paper geschrieben stehen, wohl aber gewinnen sie an Einfluss. Ein White Paper dient nicht der Wahrheitsfindung (welche normalerweise im voraus erfolgt ist), sondern versucht einen Standard zu setzen. Dementsprechend fehlt im vorliegenden White Paper die naturwissenschaftliche sowie die philosophische Sachauseinandersetzung in Breite und Tiefe. Die Stellungnahme wirkt daher äußerst platt, offenbar gewollt unintellektuell, fast schon trotzig, als möchte man die (Shermon-)Kritik und die dadurch verloren gegangene Plausibilität am Hirntod-Konzept ungeschehen oder zumindest ungültig machen, der Kritik den Boden entziehen. Das vorliegende White Paper ist dementsprechend defensiv ausgerichtet und markiert eine Verteidigungslinie. Das Hirntod-Argument soll unbedingt weiterhin gültig bleiben, also wird eine Begründung passend gemacht. Allerdings hat man nicht mehr als einen neuen Reduktionismus aufzubieten, um den Fortbestand des Hirntod-Kriteriums für die üblich gewordene Praxis der Organentnahme zu bewahren. Damit aber erreicht die Unplausibilität des Hirntod-Konzepts eine neue Stufe.

Einige Mitglieder des Kommission, u.a. Alfonso G ómez-Lobo, haben sich der Position nicht angeschlossen und sind der Meinung, dass keine Gewissheit bestehe, ob Patienten mit vollständigem Hirntod leben oder tot sind, und dass sie erst nach irreversiblem Herzstillstand ggf. zur Organentnahme freizugeben seien (S. 91, 95–101).

Kapitel 7

Tod als Voraussetzung für Organentnahme?

Ob der Tod tatsächlich die Voraussetzung für die Entnahme von Organen darstellt, auch die Frage, ob das Kriterium «Tod» überhaupt strikt ausgelegt werden soll, wird kontrovers diskutiert. Die Rechtslage dazu ist eindeutig: Außer bei ausdrücklichen Lebendspenden, bei denen eigene Regularien gelten, ist die Feststellung des Todes notwendige Voraussetzung dafür, Organe rechtmäßig entnehmen zu dürfen.

Doch die Frage bleibt, auch wenn ein Patient rechtskräftig für tot erklärt worden ist: Ist er auch tatsächlich tot? Und wie belastbar, wie zuverlässig ist dieses Urteil? Das diagnostische Urteil beruht einerseits (1) auf Indizien, die als Todeszeichen geeignet scheinen, bzw. auf Tests, um Indizien gezielt messbar zu machen; es beruht weiterhin (2) auf konzeptionellen Annahmen, dass bestimmte physiologische Zustände das Vorliegen des Todes bedeuten; und es beruht schließlich (3) auch auf einer bestimmten Annahme darüber, was der Tod selbst eigentlich ist. Alle diese Ebenen sind in der Beurteilung eines konkreten Falls mit einbezogen. Dieses Urteil ist um so sicherer, je länger der mutmaßliche Todeseintritt bereits zurückliegt, und sichere Todeszeichen bereits erkennbar sind. Hingegen ist das Urteil um so weniger sicher, je näher am mutmaßlichen Todeszeitpunkt es zu fällen ist. Ist ein Herzstillstand bereits irreversibel? Sind die Hirnfunktionen gänzlich und irreversibel erloschen? Und selbst wenn sie erloschen sind: Ist der Mensch auch real tot?

Dass menschliches Urteilen im Prinzip fehlbar ist, steht außer Frage. Deutlich geworden ist auch, dass die zur Diagnose des Hirntods durchzuführenden Tests in einigen Fällen fehlerhaft durchgeführt oder dokumentiert worden sind. Zudem ist in den vergangenen Jahren immer mehr offensichtlich geworden, dass die konventionellen Tests, die vorschriftsmäßig als Grundlage für eine Hirntod-Diagnose durchgeführt werden müssen, selbst mängelbehaftet und daher nur von begrenzter Zuverlässigkeit sind, wenn man diese Ergebnisse mit Ergebnissen aus an denselben Patienten durchgeführten apparativ gestützten Untersuchungen vergleicht.

In etlichen Fällen zeigen bildgebende Verfahren wie fMRT oder PET Aktivitäten im Gehirn von Patienten, die auf Basis der konventionellen Tests als Hirntod diagnostiziert worden wären. Doch die Reichweite auch dieser Tests ist begrenzt. So kann ein EEG elektrische Hirnaktivitäten lediglich in einer etwa 3mm tiefen oberflächennahen Schicht erfassen. Also bleibt eine gewisse Restunsicherheit bestehen. Zeigen die apparativen Methoden Hirnaktivitäten, ist der Patient sicher nicht hirntot. Zeigen sie keine Signale, die auf Hirnaktivitäten schließen lassen, mag sich zwar eine gewisse klinische Evidenz darauf begründen lassen, eine definitive Sicherheit aber besteht dennoch nicht. Diese formale Tatsache ist dem Unterschied zwischen induktiven Methoden in der Medizin und deduktiver Gültigkeit in der Mathematik geschuldet. In der Praxis wird man sich also zwangsläufig mit einem nicht maximalen Grad an Evidenz begnügen müssen. Die bildgebenden Verfahren bringen zumindest eine erheblich größere Sicherheit, als die konventionellen Tests leisten können. Daher wird deren Einsatz inzwischen nachdrücklich gefordert. Vorgeschrieben ist deren Anwendung, wohl nicht zuletzt aus Kosten- und Kapazitätsgründen, bisher jedoch nicht.

Festzuhalten bleibt: Sowohl konventionelle als auch apparative Untersuchungen liefern nichts anderes als Indizien, auf deren Basis schließlich ein Urteil darüber zu fällen ist, ob der

Patient als tot anzusehen ist oder nicht. Dieses Urteil liegt in der Verantwortung des Arztes, dem das Ausstellen des Totenscheins zukommt. Der Arzt wird ein möglichst begründetes Urteil fällen, nach bestem Wissen und in Wahrnehmung seiner Verantwortung.

Angenommen, der Arzt kommt zum Urteil, dass die Hirnfunktionen des Patienten gänzlich und irreversibel erloschen sind, und auch ein zweiter Arzt, dessen Einsatz das Protokoll fordert, bestätigt diese Sicht: Damit besteht ein Ergebnis auf der Ebene (1) der klinischen Zeichen, der Indizien und Tests. Auf dieser Basis den Tod zu erklären, setzt voraus, dass die Indizien ein bestimmtes Kriterium belegen, den gänzlichen und irreversiblen Funktionsverlust des Gehirns (2). Damit wird die Gültigkeit einer konzeptionellen Annahme (3) zugleich vorausgesetzt, nämlich dass der gänzliche und irreversible Funktionsverlust des Gehirns auch tatsächlich den Tod dieses Menschen bedeutet. Dabei wird zugleich (4) auf eine bestimmte Annahme darüber rekurriert, was der Tod eigentlich ist. Erst auf Basis einer These über den Tod lässt sich das Vorliegen des Todes mit einem bestimmten physiologischen Sachverhalt in Beziehung setzen, nämlich dass dieser Sachverhalt das Eingetretensein des Todes bedeutet. Dieser logische Zusammenhang über mehrere Ebenen ist keineswegs trivial. Erst aufgrund dieses Zusammenhangs stellt das bestätigte Vorliegen eines bestimmten physiologischen Zustands auch das Vorliegen des Todes dar, oder stellt dies eben nicht dar. Jedes Urteil darüber, ob im konkreten Fall ein Mensch tot ist oder nicht, greift auf die zugrundeliegenden Konzepte zurück und stellt eine zumessende Interpretation dar.

Interpretation über Leben und Tod

Ob der Tatbestand des gänzlichen und irreversiblen Funktionsverlustes des Gehirns, allen Beteuerungen durch Ethikkommissionen zum Trotz, auch tatsächlich bereits den Tod eines Menschen bedeutet, ist keine Frage von Messungen oder anderen diagnostischen Tests. Es ist vielmehr eine Frage der Zu-Messung, der Beurteilung und Deutung. Messungen unterstützen die Beurteilung und geben dieser ein Fundament. Ob aber der gänzliche und irreversible Funktionsverlust des Gehirns in Wahrheit den Tod des Menschen bedeutet, betrifft eine andere Ebene. Eine rein festsetzende Definition in dieser Frage bliebe positivistisch, ein konstruierter Begriff. Ein solche Definition würde an den Fakten vorbeigehen, wenn sie nicht feststellend den Tatbestand adäquat erfasst. Um jemanden für tot zu erklären, reicht es nicht, einer bestimmten Definition zu genügen. Die Erklärung muss vielmehr ein zutreffendes Urteil über den tatsächlichen Zustand des Patienten widergeben. Der Satz «X ist tot» ist genau dann wahr, wenn X auch tatsächlich tot ist. Ansonsten ist der Satz falsch, und die Definition, die ihn begründete, steht in Zweifel. Genau dies aber ist beim Hirntod-Kriterium der Fall.

In der klinischen Praxis kann man Tests durchführen, um ein bestimmtes Todeskriterium wie das Hirntod-Kriterium im konkreten Einzelfall als vorliegend zu bestätigen oder zu falsifizieren. Diese Tests mögen mehr oder weniger geeignet sein, um das Erfülltsein eines bestimmten Kriteriums zu belegen. Ob dieses Kriterium selbst jedoch überhaupt zutreffend bestimmt ist, stellt eine andere, eine weiter reichende Frage dar, welche den Bereich der Medizin übersteigt, insofern es sich um eine Grenzfrage handelt. Dass es sich wesentlich um eine philosophische Frage handelt, zeigt sich in ihrer Tragweite, welche die Fragestellungen mit berührt, was der Mensch eigentlich ist, was Leben und Tod für den Menschen sowie in der gesamten Natur bedeuten. In jeden Antwortversuch auf die Frage des Todes fließen vielschichtige Faktoren mit ein: über die alltägliche Vorstellung vom Tod im konkreten Kulturkreis hinaus sind ein bestimmtes Menschenbild sowie grundlegende Annahmen über die Wirklichkeit insgesamt, auch religiöse Vorstellungen, mit eingeschlossen. Im Rahmen der materialistischen Vorstellungen des 19. Jhd. stellen sich Leben und Tod anders dar als im Kontext eines systemorientierten oder eines funktionalen Ansatzes in der Biologie des 21. Jhd.

Wenn der gänzliche und irreversible Funktionsverlust des Gehirns den Tod des Menschen bedeuten würde, dann steht und fällt das Menschsein mit der Funktionsfähigkeit des Gehirns. Das Hirntod-Konzept fußt auf der Gültigkeit der Annahme: Der Mensch ist sein Gehirn.

Tatsächlich stellte die prinzipielle Identifikation des Menschen mit seinem Gehirn noch zur Mitte des 20. Jhd eine verbreitete Annahme dar. Nur unter dieser Bedingung konnte die Identifizierung des Gehirnfunktionsverlustes mit dem Tod des Menschen plausibel erscheinen und unter Medizinern sowie in Politik und Gesellschaft weithin Akzeptanz finden. Hinter dieser stillschweigend übernommenen, nicht eigens hinterfragten Annahme steht die neuzeitliche Vorstellung von einem zweigeteilten Aufbau des Menschen, bestehend aus einem geistigen Bereich (res cogitans) und einer körperlichen Seite (res extensa). Die Zweiteilung Geist – Körper trat stillschweigend an die Stelle der vormaligen zweigeteilten Vorstellung Leib – Seele. Damit einher ging die Rolle der Seele als Lebensprinzip auf den Geist über. Die Seele, soweit man an einer Seelenvorstellung überhaupt festhielt, bekam ihren Sitz beim Gehirn zugeschrieben und konnte mutmaßlich durch die Hypophyse auf diesen einwirken (S.38). Bald aber wurde auch diese Vorstellung überwunden.

Der geistige Bereich erschien als das Proprium des Menschen, was diesen auszeichnend kennzeichnet und von allen übrigen Lebensformen qualitativ abhebt. Der Körper wurde nach Art mechanischer Vorstellungen weitgehend mechanistisch aufgefasst. Der Mensch erschien insofern wie ein geistiger Steuermann in einer Maschine sitzend, während das Tier den Geist zu entbehren und nicht mehr als eine – wenn auch keineswegs simpel konstruierte – Maschine zu sein schien. Aus einer Position mutmaßlicher Überlegenheit meinte man das Tier und die Natur beherrschen zu dürfen. Auf dieser Basis wurden allerlei Versuche bis hin zu brutalen Schmerztests unter dem Deckmantel der Wissenschaft legitimiert, solange diese dem wissenschaftlichen Fortschritt dienen und dem Menschen zum Nutzen gereichen konnten. Unter den Bedingungen einer derartigen vorherrschenden geistigen Orientierung entwickelte sich auch die Biologie reduktionistisch, beschränkte sich auf die Erkundung washafter Zusammenhänge und Abläufe in und an den Lebewesen. Die naturphilosophische Frage, was Leben eigentlich ist, geriet in den Hintergrund.

Die Geistfunktionen waren ohne Frage im Gehirn zu lokalisieren. Dem Gehirn als Sitz des Bewusstseins, als Zentrum von Erkenntnis und Handeln, wurde eine bevorzugte Stellung und eine vorgeordnete Rolle für den gesamten Organismus beigemessen. Das Gehirn galt aus damaliger Sicht als Steuermann des Körpers, als jenes dem Organismus vorgeordnete apriorische Organ, das diesen als organische Einheit überhaupt erst konstituierte – hierin kommt eine erst seit wenigen Jahren empirisch widerlegte Sichtweise zum Ausdruck.

Wenn das Gehirn als der maßgebliche Teil des Organismus einen Funktionsverlust vollständig und irreversibel erleidet, musste dies mit dem Tod des Organismus als Organismus gleichbedeutend erscheinen: als habe der Geist den Körper verlassen, als habe der Mensch sein Leben ausgehaucht. Der Geist, wie ein Fahrer aus dem Auto ausgestiegen, hat lediglich Überreste zurückgelassen, deren letzte Spuren von Lebensäußerungen (vita minima, vita reducta) alsbald erlöschen. Der Mensch aber als Mensch ist tot: als Organismus, als moralische Person, als metaphysische Person – so das Credo vom dissoziierten Hirntod.

Auf der physiologischen Ebene spricht alles gegen eine Sonderrolle des Gehirns, gegen eine konstitutive Bedeutung des Gehirns für den Organismus als Organismus, gegen eine vorgängig-übergeordnete Stellung des Gehirns im Verhältnis zu allen Lebensäußerungen des Organismus (vgl. Shermon-Kritik). Die Vorstellung von einem zentralen Integrationsprinzip ist widerlegt. Das Gehirn ist nicht der zentrale Integrator, wie selbst die US-Kommission von 2008 zugestehen musste.

Wenn aber dennoch ein Teil-Ausfall innerhalb des Organismus per se den Ausfall des Organismus in seiner integrierten Ganzheit bedeuten sollte, dann müsste ein kritischer Teil betroffen sein: ein Proprium, ohne das der Organismus als Organismus nicht mehr lebt. Nur wenn das Gehirn ein derartiger Teil ist, macht das Konzept von einem dissoziierten Hirntod überhaupt Sinn. Auf dieser Linie argumentiert das White Paper von 2008: Ohne Gehirn keine Spontanatmung, keine reguläre Nahrungsaufnahme, kein Bewusstsein usw. Wenn die Funktionen des Gehirns ausfallen, und nicht wenigstens einige von ihnen künstlich substituiert werden, dann würde assoziiert der Tod die Folge sein. Also hat das Gehirn für den Organismus als Organismus durchaus eine kritische, unabdingbar notwendige, unverzichtbare Funktion. Dementsprechend würde der Funktionsausfall des Gehirns den Tod des ganzen Menschen nach sich ziehen, und zwar sowohl in seiner Ganzheit als auch in Bezug auf alle seine Bestandteile.

Doch inwiefern sollte der vollständige irreversible Hirnfunktionsverlust bereits gleichbedeutend mit dem Tod des Menschen sein? Ein Ereignis, das (normalerweise) den Tod erst nach sich zieht, ist noch kein Kriterium für den bereits eingetretenen Tod. Der Aussagewert dieser Unterscheidung ist offensichtlich. Der Tod des Menschen wäre zwangsläufig die assoziierte Folge, wenn die Atmung ausfällt und die Kausalkette des Sterbens ihren Lauf nimmt. Aber dissoziiert, ohne dass infolge eines Sauerstoffmangels der Stoffwechsel tatsächlich zum Erliegen kommt und die Zellen sterben, kommt es nicht zum Tod, solange die lebenskritischen Funktionen wie die Sauerstoffzufuhr von außen substituiert werden.

Mit Aristoteles gilt es, zwischen Möglichkeit und Wirklichkeit zu unterscheiden. Das kritische Ereignis würde zwar zwangsläufig zum Tod führen, und zwar assoziiert – dies liegt in seiner Möglichkeit. Aber es beschreibt nicht bereits die Wirklichkeit des eingetretenen Todes – zumindest dann, wenn man vom Organismus her denkt. Der Funktionsverlust des Gehirns wäre nur unter jener Bedingung Kriterium für den eingetretenen Tod des Menschen, wenn der Mensch sein Gehirn ist und ohne Hirnfunktionen nicht mehr ist.

Gilt diese Implikation jedoch nicht – weil sie offensichtlich unzutreffend ist, oder weil man sie plausiblerweise nicht teilt – dann bedeutet der Funktionsverlust des Gehirns nicht den Tod des Menschen, und kommt daher auch nicht als Kriterium für diesen in Frage. Das Hirntod-Kriterium ist unzutreffend.

Unzutreffend erscheint das Hirntod-Kriterium auch in einer weiteren Hinsicht. Als dissoziiertes Todeskriterium setzt es voraus, dass der Ausfall eines einzelnen Teils den Tod des Organismus als Ganzheit bedeutet, wobei aufgrund künstlicher Beatmung und Ernährung die übrigen Teile davon unbeschadet für eine Zeit lebendfrisch überdauern können. Der Tod würde sich diesem Modell zufolge gehirnbedingt lediglich auf der Ebene der Organismusganzheit wie auf einem einzelnen Stockwerk beschränkt ereignen. Einen Organismus als Summe von Teilen anzusehen, widerspricht jedoch seiner biologischen Natur. Die Anwendung des Paradigmas Teil–Ganzes erscheint in biologischer Hinsicht ungeeignet, weil es den realen systemischen Zusammenhängen, den vielfältigen Wechselbeziehungen zwischen Organen, Geweben und Zellen, dem organischen Zusammenhang zwischen den vielfältigen Ebenen des Lebendigen innerhalb eines Organismus nicht entspricht. Ein zutreffendes dissoziiertes Todeskriterium kann es nicht geben.

Ein Mensch mit erlittenem vollständigem und irreversiblem Funktionsausfall des Gehirns stirbt. Oder, falls die lebenswichtigen Funktionen von außen substituiert werden, die Kausalkette der Ausfälle und der Fortgang des Sterbeprozesses aufgehalten werden, bleibt dieser Mensch zunächst ein Sterbender. Sog. «Hirntote» sind also nichts anderes als Sterbende, und das heißt: Lebende; sie sind also keine Toten. Eine unplausible These ist das Hirntod-Konzept daher auch mit Blick auf die vielfältigen systemischen Lebensvollzüge des Organismus,[60] wie sie in der Shermon-Litanei zusammengestellt sind. «Leichen bekommen kein Fieber».[61]

Diskussion um die Grenzziehung zwischen Leben und Tod

Auf einer rein begrifflichen Ebene erscheint die Abgrenzung zwischen Leben und Tod klar und deutlich problemlos möglich: Tod bezeichnet den Zustand erloschenen Lebens. Totsein, bedeutet, nicht mehr am Leben zu sein. Das Verhältnis ist gegensätzlich, sogar kontradiktorisch bestimmt. Tod als erloschenes Leben setzt Leben voraus. Der Zustand des Todes stellt daher immer nur ein zweites, sekundäres dar. Leben und Tod sind keine Gegenpole auf einer gemeinsamen Skala. Zwischen Leben und Tod gibt es keine Überschneidung (disjunkt), zwischen beiden gibt es kein drittes. Totsein ist nicht skalierbar, nicht quantisierbar. «Ein bisschen Tod» gibt es nicht. Zwischen Leben und Tod besteht ein qualitativer Unterschied. Der Sterbeprozess bedeutet das Erlöschen des Lebens und ist insofern voll und ganz der Seite des Lebens zuzurechnen. Erst wenn der Sterbeprozess zu Ende gekommen ist, kann man sinnvoll vom Zustand des Todes sprechen. Das Leben erlischt (=Sterben), so dass anschließend der Zustand des erloschenen Lebens als Tod bezeichnet wird (S.41).

Leben und Tod einem Organismus konkret zuzuordnen, fällt im Grenzbereich jedoch schwer. Gewissheit über das Erloschensein des Lebens erreicht man erst im nachhinein. Den Verlauf einer Grenzlinie klar und deutlich zu bestimmen, erweist sich als Problem, wenn man einen bestimmten Moment dingfest machen will. Der Moment, da das Leben erloschen ist und man einen Organismus zutreffenderweise als tot bezeichnen kann, entzieht sich dem gesicherten Zugriff von außen.

Dieses Nichtwissen beruht einerseits auf einem empirischen Problem. Das Erlöschen des Lebens, zumal bei einem Menschen, erstreckt sich auf komplexe biocemische Prozesse, über die man nur partiell Transparenz gewinnen kann. Über dieses kognitive Manko hinaus ist eine exakte Abgrenzung auch auf der realen Ebene nicht angezeigt, da (1) im menschlichen Organismus mehrere Ebenen des Lebendigen integriert bestehen, deren Desintegration im Sinne von Erlöschen des Lebens prozessual vor sich geht, wobei offen bleibt, wie genau diese Ebenen zusammenhängen, und (2) nicht jede chemische Reaktion, die im Körper vor sich geht, per se eine organisch-lebendige darstellt. Daher ist im Grenzbereich von Leben und erloschenem Leben eine scharfe Abgrenzung weder in kognitiver Hinsicht möglich, noch realiter angezeigt. Trotz Kontradiktion zwischen Leben und erloschenem Leben bleibt eine unbestimmbar Grauzone, die sich nicht exakt differenzieren lässt.

Weil im menschlichen Organismus mehrere Ebenen des Lebendigen integriert bestehen, stellt sich die Frage, ob oder inwiefern man ein Stadium abgrenzen kann, in welchem die Desintegration des Organismus als Ganzheit, das Erlöschen des Personseins, des Menschen als Menschen bereits erfolgt und abgeschlossen ist, während gleichzeitig das Erlöschen aller organischen Funktionen in biologischer Hinsicht noch nicht zum Ende gekommen ist. Weil die Ebene der Ganzheit des Organismus, das geistig-personale Leben des Menschen ein emergentes Phänomen darstellt, welches für sein Bestehen das Vorhandensein von einem gewissen Maß an biologischen Funktionen bereits voraussetzt, so liegt die Annahme nahe, dass zu einem gewissen Zeitpunkt im Prozess des Erlöschens diese emergente Ebene aufgehört haben dürfte zu existieren, während die Sterbeprozesse auf der biologischen Ebene noch nicht zum Ende gekommen sind.

Falls eine derartige Differenzierung überhaupt real möglich ist, dann gäbe es einen Ansatz, um auf der einen Seite den Tod eines Menschen, insofern es ein Mensch ist, auf der Ebene der Ganzheit konstatieren zu können, während auf der anderen Seite das Erlöschen der restlichen Lebensäußerungen im biologischen Sinn noch nicht abgeschlossen ist. Das Erlöschen auf der emergenten Ebene (offen ist, ob es nur eine einzige gibt oder mehrere) wäre wohl ausreichend, um den Tod des Menschen zutreffend feststellen zu können. Der Verlust der Personalität im moralischen Sinn würde die Grundlage darstellen, um Organe entnehmen zu dürfen, da man dadurch keinem Subjekt mehr Schaden zufügen würde. Damit aber eine Organentnahme für Transplantationszwecke überhaupt in Frage kommt, müsste dieser Zustand so frühzeitig eingetreten sein, dass die Organe nicht bereits Schaden genommen haben, sondern noch zur Transplantation geeignet sind. Falls es diese Differenzierung zwischen einem Erlöschen der Lebensfunktion auf den emergenten Ebenen und auf den biologischen Ebenen real überhaupt gibt, so stellt sich die Frage, in welchem physiologischen Zustand diese Situation als gegeben erfüllt ist: Mit dem Verlust der höheren Hirnfunktionen im Cortex? Mit dem Ausfall von Cortex und Hirnstamm? Mit dem irreversiblen Funktionsverlust des gesamten Gehirns? Mit dem Erliegen des Herz-Kreislauf-Systems? Mit dem Erliegen des Herz-Kreislauf-Systems zusätzlich zum irreversiblen Funktionsverlust des gesamten Gehirns? Oder möglicherweise noch später, etwa wenn es für das Vorhandensein eines anti-entropischen Prinzips keinerlei Anzeichen mehr gibt? Die gegenwärtige Auseinandersetzung kreist um die Frage, ob überhaupt ausschließlich neurologische Kriterien für die Bestimmung des Todes angesetzt werden können (so beim Hirntod-Kriterium), ob nicht ergänzend oder alternativ ein Herz-Kreislauf-Kriterium erfüllt sein muss, und ob für die Frage der Organentnahme der eingetretene Tod die Voraussetzung darstellen muss, sei es in einem strikten oder in einem weicheren modifizierten Sinn.[62]

Weil für den Menschen Fähigkeiten wie Bewusstsein, Ich-Erfahrung, Erinnerungen, Denken oder Sprache spezifisch sind, deren Funktion von der Grauen Substanz im Großhirn abhängt, wurde bereits 1971 von Brierley[63] und wird noch heute etwa durch John P. Lizza[64] die Meinung vertreten, dass der Verlust dieser sog. höheren Hirnfunktionen den Tod des Menschen als Mensch bedeuten würde (Cortex-Tod S.82). Der Fokus geht damit weg von der biologischen Ebene des Lebens in der Meinung, dass die geistigen Vollzüge, die in der eigenen Biographie versammelten Erlebnisse, die Fähigkeit zur Kommunikation und sozialen Interaktion für das menschliche Leben nicht nur spezifisch, sondern auch derart grundlegend und sogar konstitutiv sind, dass deren Verlust mit dem Verlust des menschlichen Lebens als gleichbedeutend anzusehen ist.

Ein Fötus würde eine derartige Todes-Definition erfüllen, ein anencephales Kind nach seiner Geburt ebenso. Gleiches gilt für Patienten im permanenten vegetativen Status (PVS) oder für Wachkoma-Patienten, die in keinen bewusstseinsmäßigen Kontakt mit ihrer Umwelt treten können. Da von diesen einige jedoch das Bewusstsein wieder erlangen, können sie definitiv nicht tot gewesen sein, so dass auch für die andere Gruppe mit gleicher Diagnose, die jedoch nicht ins Bewusstsein zurückkehrt, der Tod als ausgeschlossen gelten muss.

Seitdem das Standardmodell zum Hirntod in die Krise gekommen ist, hat sich im Zusammenhang mit der angenommenen Zweiteilung zwischen dem Erlöschen der menschenspezifischen, emergenten höheren Lebensfunktionen einerseits und dem Erlöschen der restlichen Lebensäußerungen im biologischen Sinn andererseits eine gewisse Verschiebung bei den vertretenen Meinungen in Richtung des Kriteriums der höheren Hirnfunktionen gezeigt. Dementsprechend haben Gert, Culver und Clouser 2006 die einflussreich gewordene Todesdefinition «permanenter Funktionsverust [der kritischen Funktionen] des Organismus als Ganzen« von Bernat[65] aus dem Jahr 1981 erweitert. Sie bestimmen den Tod pragmatisch nunmehr als den «permanenten Verlust aller beobachtbarer naturgegebenen Funktionsweise des Organismus als eines Ganzen und die permanente Abwesenheit von Bewusstsein im Organismus als einem ganzen sowie in jedem Teil dieses Organismus»[66] – Dieser Tatbestand sei mit dem Hirntod-Kriterium erfüllt.

Robert Veatch und einige andere haben die Vorstellung von einem einzigen Tod im univoken Sinn aufgegeben und differenzieren zwischen dem Eintritt des Todes auf der Ebene der menschlichen Person einerseits und dem Eintritt des Todes im biologischen Sinn andererseits.[67] Weil das Erlöschen des Lebens differenziert erfolgt, scheint es erforderlich, ebenso differenziert in der Rede vom Eintritt des Todes zu unterscheiden. Die Unterscheidung von Leben in zweierlei Bedeutungsumfang erfordert ebenso die Unterscheidung von zweierlei Tod.[68] Der Tod des Menschen im Hinblick auf sein Personsein bedeutet den Verlust dessen, was für den Menschen als Menschen von wesentlicher Bedeutung ist: die Fähigkeit zur Erfahrung im Unterschied zu biologischen Aspekten wie die Fähigkeit zur Integration des Organismus,[69] wobei McMahan das Personsein als Teil des biologischen Organismus ansieht.

Der deutsche Philosoph Ralf Stoecker hat diese Unterscheidung zwischen der biologischen Ebene des Lebens sowie des Todes und der personspezifischen Ebene aufgenommen, welche er als «biographische Existenz» beschreibt, und legt den Akzent auf die ethische Dimension[70] Der irreversible Verlust der personspezifischen Lebensfunktionen bedeutet demzufolge den Verlust der Personalität des betreffenden Menschen im moralischen Sinn. Dabei stellt das ethische Moment eine eigenständige Dimension dar, die sich nicht aus der biologischen Grundlage ableiten lasse. Stoecker betont die Bedeutung dieser ethisch-moralischen Dimension, da die Kontroverse um die Frage, ob sog. hirntote Patienten nun tot oder nicht tot seien, aus seiner Sicht zu keinem Ergebnis kommt. Von der Auffassung über einen Verlust der moralischen Personalität her vertritt Stocker die Position, dass man derartigen Patienten – unter den Bedingungen eines ethisch und medizinisch sorgfältig abgesteckten Rahmens – Organe entnehmen dürfe, unter Absehung von der Todesfrage. Die betreffenden Patienten seien in mancherlei Hinsicht wie Tote, in anderer Hinsicht jedoch wie Lebende zu charakterisieren. Insofern würden sich die Betroffenen in einer Art Zwischenzustand befinden.

Die Frage, ob jemand am Leben ist, im moralischen Sinn zu stellen, kann nicht von der physisch-biologischen und der ontologischen Dimension absehen. Bestehende Urteilsschwierigkeiten über den Zustand der betreffenden Patienten im Grenzbereich, worüber man nur sehr wenig mit Sicherheit sagen kann, legitimieren nicht, die Wahrheitsfrage nach Leben und Tod hinter sich zu lassen. Die abstraktive Unterscheidung zwischen einer Desintegration des Organismus als Ganzheit, da das Erlöschen der personspezifischen Fähigkeiten bereits erfolgt ist, einerseits, und den noch nicht gänzlich erloschenen organischen Funktionen im biologischen Sinn andererseits bedeutet nicht de facto eine reale Trennung. Aus einer systemischen Sicht ist die komplexe biologisch-integrierte Seinsweise des Menschen einschließlich seiner personspezifischen emergenten Eigenschaften integriert zu betrachten. Weil die vielfältigen Ebenen und Dimensionen des Lebendigen im Menschen in Realeinheit begegnen, lässt sich deren reale Verschränkung nicht auflösen. Eine scharfe Abgrenzung von Leben und Tod ist also weder in kognitiver Hinsicht möglich, noch realiter angezeigt. Man muss diesen Zwischenzustand stehen lassen, da eine klare und deutliche Grenzlinie auch real nicht existiert.

Shermon (2010) hat diesen prozessual gedehnten, nicht auf einen singulären Zeitpunkt reduzierbaren Lebensendeprozess durch die beiden Momente «Passing away» und «Deanimation» abgesteckt.[71] Beide Aspekte stellen auf den Tod bezogene Ereignismomente dar und markieren jene Endphase des Sterbens, deren prozesshafte zeitliche Erstreckung einer klaren und deutlichen Bestimmung einer einzigen Grenzlinie zwischen Leben und Tod entgegensteht.

«Passing-away» bezeichnet den permanenten Verlust der Ganzheit des Organismus, zugleich das Ableben dieses Menschen in Relation auf seine soziale Umgebung, d.h. die Angehörigen und die Gesellschaft. Das Eintreten dieses Zustands ist dadurch gekennzeichnet, dass kein Bewusstsein mehr vorhanden ist und das Ende der Sauerstoffversorgung im Organismus infolge der endenden Blutzirkulation eingetreten ist, wegen Herzstillstands oder weil das Beatmungsgerät ausgeschaltet worden ist (Herz-Kreislauf-Stillstand). «Passing-away» hat sich ereignet, wenn Wiederbelebungsversuche erfolglos geblieben sind, und keine Möglichkeit mehr besteht, dass das Herz nochmals zu schlagen anfängt, der Zustand also permanent vorliegt. Insofern markiert «Passing-away» einen Wendepunkt. Die Angehörigen werden im Einklang mit der Tradition sagen: «X ist soeben gestorben», und juristisch erlischt die personale Rechtsträgerschaft des soeben verschiedenen Menschen, für den nun der Totenschein ausgestellt wird.

«Deanimation» hingegen bezeichnet das Eintreten jenes Zustands, dass der Organismus irreversibel aufgehört hat, eine integrierte Ganzheit, ein lebendiger Organismus zu sein. Die zuvor noch wahrzunehmende anti-entropische Dynamik ist nun irreversibel erloschen. Die sauerstoffmangelbedingten Schädigungen sind bereits auf Zellebene so weit fortgeschritten, dass jegliche anti-entropische Fähigkeit verloren ist. Verfall und Verwesung setzen ein. Die Entropie nimmt unaufhaltsam zu. Der Zustand ist irreversibel. In der Tradition der abendländischen Philosophie lässt sich sagen, dass kein Lebensprinzip mehr vorhanden ist, welches dem Stoff eine Form verleiht (aristotelischer Hylemorphismus). Mit der religiösen

Tradition lässt sich sagen, dass die Seele den Leib verlassen hat.

Einen Paradigmenwechsel stellt dieser Entwurf insofern dar, als jener traditionell als Tod bezeichneter Zustand, dass das Leben erloschen ist, entsprechend den Ereignissen am Lebendende (Lebensendeprozess) in zwei todbezogene Phänomene differenziert wird, was ein zweiwertig differenziertes Todesverständnis bedeutet. Gestützt wird dieser Paradigmenwechsel phänomenologisch durch die prozesshaft-zeitliche Erstreckung, welche abgesteckt ist durch die Ereignisse, dass die zirkulierende Sauerstoffversorgung beendet ist bis hin zur späteren Konsequenz, dass infolge der sauerstoffmangelbedingten Schädigungen die anti-entropische Dynamik erloschen ist. Zwischen Leben und Tod verläuft also nicht nur eine einzige Grenze, sondern eine zweiwertige.

Shermon weist darauf hin, dass diese zweigliedrige Realdistinktion am Ende des Lebens ihre Entsprechung findet in einer ebenso zweigliedrigen Realdistinktion zwischen Empfängnis und Geburt zu Beginn des Lebens. Empfängnis und Deanimation markieren Beginn und Ende des Lebens an sich (im ontologischen Sinn), Geburt und Passing-away markieren Beginn und Ende des Lebens hinsichtlich des Weltbezugs im sozialen und im rechtlichen Sinn.

Das Hirntod-Konzept erfüllt weder den Tatbestand des «Passing-away» noch der «Deanimation». Beide Ereignisse erfordern die Erfüllung weiter reichender Kriterien.

Forderungen nach Lockerung der dead donor rule

Unter den gegenwärtig gültigen rechtlichen Bedingungen sowohl in Deutschland als auch in den Rechtsordnungen der übrigen Staaten ist eine Organentnahme zu Transplantationszwecken nur zulässig, wenn der Tod des Organspenders zuvor feststeht. Zwar gibt es einzelne Unterschiede in den geltenden Kriterien zur rechtsgültigen Feststellung des Todes wie etwa über die erforderliche Wartezeit nach einem Herzstillstand oder die Kriterien zur Hirntod-Diagnostik. Insgesamt stellt die Feststellung des Todes eine unabdingbare formale Voraussetzung für jede Organentnahme dar, welche keine explizite Lebendspende betrifft, für welche andere Regularien gelten.

Gemäß Transplantationsgesetz ist der festgestellte Tod notwendige Voraussetzung für eine zulässige Organentnahme (§3 Abs.1 TPG). Darüber hinaus muss der endgültige, nicht behebbare Ausfall der Gesamtfunktion des Großhirns, des Kleinhirns und des Hirnstamms festgestellt sein (§3 Abs.2 TPG). Somit muss über die Voraussetzung des Todes hinaus in Deutschland auch das neurologische Hirntod-Kriterium erfüllt sein. In einigen anderen Ländern wie etwa in Spanien, in der Schweiz oder in den USA ist abweichend von der deutschen Regelung auch eine Organentnahme auf Basis des festgestellten Herztodes (donation after cardiac death DCD) zulässig.

Statistisch gesehen liegt die Anzahl der für Transplantationszwecke verfügbaren und zugleich geeigneten Spenderorgane niedriger als die Anzahl jener Patienten, die auf ein Spenderorgan warten. So stehen in Deutschland etwa 1.000 Patienten auf der Warteliste für ein Spenderherz. Davon sind 10% als sehr dringend eingestuft, 40% der Patienten auf der Warteliste warten bereits länger als 2 Jahre. Dieser Nachfrage steht eine geringere Anzahl an Spenderorganen zur Verfügung, so dass etwa 350 Herztransplantationen pro Jahr in Deutschland durchgeführt werden.[72]

Angesichts der Patientenwartelisten ist es erklärtes Ziel der Politik, das Aufkommen an Spenderorganen durch Vergrößerung des Pools an Organspendern zu erhöhen. Zu diesem Zweck wurde 2012 das Transplantationsgesetz ergänzt und die Ausweitung der Organspende als Zielsetzung zum Ausdruck gebracht: «Ziel des Gesetzes ist es, die Bereitschaft zur Organspende in Deutschland zu fördern» (§1 Abs.1 TPG). Zu diesem

Zweck wurde das TPG u.a. um den Aspekt der Entscheidungslösung erweitert, so dass künftig alle Bürger regelmäßig zum Thema Organspende informiert und auf ihre Bereitschaft hin befragt werden sollen, selbst Organspender zu werden. Die Deutsche Stiftung Organspende (DSO) koordiniert bundesweit die »Gemeinschaftsaufgabe Organspende« und verfolgt das Ziel, diese zu «fördern».

Abseits von der politischen und gesellschaftlichen Diskussion sind im akademisch-fachlichen Diskurs international zwei Stoßrichtungen festzustellen, die darauf abzielen, das Aufkommen an Spenderorganen zu erhöhen. Die eine Initiative betrifft die mögliche Zulassung von Organentnahmen auf Basis des festgestellten Herztodes (DCD) auch für Länder, in denen dies bisher nicht möglich ist oder nicht die gängige Praxis darstellt. Die andere Initiative in der akademischen Diskussion betrifft die Aufweichung der dead donor rule aus pragmatischen Gründen, so dass Patienten bei der Organentnahme nicht mehr notwendigerweise im strikten Sinn tot sein müssten, sondern dass ein Zustand, welcher dem Tod lediglich nahe kommt, als Voraussetzung hinreichend wäre. Beide Initiativen sind höchst umstritten.

Bei einer Organentnahme auf Basis des festgestellten Herztodes (donation after cardiac death DCD; non-heart-beating-donors NHBD) wird die Bedingung des eingetretenen Todes lediglich formal erfüllt. Bei einer sog. kontrolliert ablaufenden DCD werden bei einem intensivmedizinisch betreuten Patienten die lebenserhaltenden Maßnahmen eingestellt, weil die Fortsetzung der Behandlung aussichtslos geworden sowie keine Fortführung erwünscht ist, bis nach Abbruch der Maßnahmen das Herz aufhört zu schlagen. Maßnahmen zur Reanimation finden bei gezieltem Abbruch der Behandlung nicht statt, so dass der eintretende Herzstillstand zwar permanent aber noch nicht notwendigerweise irreversibel ist. Die konventionelle Methode der Todesfeststellung ist unabhängig davon, ob eine Organentnahme stattfinden soll oder nicht. Die dead donor rule wird also formal nicht verletzt. Um Fehldiagnosen zu vermeiden, wird jedoch eine Wartezeit von wenigstens zwei bis fünf Minuten bis zur Todesfeststellung empfohlen, bevor anschließend Maßnahmen zum Ziel der Organentnahme eingeleitet werden.[73]

Bei einer sog. unkontrollierten DCD (rapid organ recovery ROR) erlitt ein Patient, z.B. ein Unfallopfer, unerwartet zunächst einen Herzstillstand, und mögliche Reanimationsmaßnahmen wurden initiiert, verliefen aber erfolglos, so dass der Herzstillstand irreversibel ist. Das Herz kann nicht wieder anfangen zu schlagen. Sowohl bei der kontrollierten als auch bei der unkontrollierten DCD kann auf Basis des Herzstillstands, sei er permanent oder irreversibel, der Tod als eingetreten bestimmt werden. Die Vorgehensweise wird gemäß dem an der Uniklinik von Pittsburgh 1992 entwickelten Standard als «Pittsburgh-Protokoll» bezeichnet.[74]

De facto bewirkt der Ausfall der Herzpumpe einen Stillstand der Blutzirkulation. Dieser Kreislaufstillstand beendet die Versorgung der Zellen mit Sauerstoff und führt in Abhängigkeit von der Gewebeart bereits nach wenigen Minuten oder erst nach einigen Stunden zum Erliegen des Stoffwechsels und zum Absterben der Zellen. Die Zellen mit dem höchsten Sauerstoffbedarf sind als erste betroffen. Dazu gehören die Gehirn- und andere Nervenzellen, angefangen beim Großhirn, dessen Zellen in einem Zeitraum von etwa 5 bis 10 Minuten absterben. Die Zellen des hochaktiven Herzmuskels erliegen nach etwa 15 Minuten, andere Muskelzellen nach ca. 8 Stunden, da deren Energieverbrauch im bewegungsfreien Zustand sehr gering ist. Die Pupillen bleiben noch etwa 15 Stunden lang reaktionsfähig, verschiedene Muskeln haben genug Energie gespeichert, um noch nach 20 Stunden zu kontrahieren. Zellen im Bindegewebe oder in den Knochen können einen noch längeren Zeitraum überdauern.

Natürlicherweise ist der Herzstillstand mit dem Absterben des gesamten Organismus sowohl in seiner Ganzheit als auch in allen seinen Teilen assoziiert. Gerade deswegen gilt der Herzstillstand traditionell als Kriterium für den Todeseintritt. Im Fall einer DCD wird der natürliche assoziierte Zusammenhang jedoch weitgehend ausgehebelt. Der Eintritt des Herzstillstands dient dabei lediglich der formalen Erfüllung des Todeskriteriums. Nach einer sehr kurzen Wartezeit («death watch»), die gemäß akzeptiertem medizinischem Standard zwei bis fünf Minuten betragen soll, wird mit den Maßnahmen zur Vorbereitung der Organentnahme begonnen.[75]

Weil die für die Entnahme vorgesehenen Organe von der fehlenden Sauerstoffzufuhr beeinträchtigt werden, und ihre Qualität für den späteren Empfänger mit jedem Zeitverzug ohne Versorgung abnimmt (Ischämiezeit), werden nach der kurzen death watch Frist von wenigen Minuten sofort Maßnahmen zur Sauerstoffversorgung der Organe oder Maßnahmen zur Konservierung gemäß ROR-Protokollen eingeleitet. Zur Wiederaufnahme der Sauerstoffversorgung werden Kreislauf und Sauerstoffanreicherung des Blutes vorübergehend von einer Herz-Lungen-Maschine/ECMO (extrakorporale Membranoxygenierung) übernommen, um so die Zeit bis zur eigentlichen Organentnahme zu überbrücken. Dabei wird der Herzstillstand vom Fortgang der Sterbeprozesse über den gesamten Organismus hin weitgehend dissoziiert. Das Herz schlägt nicht mehr, so dass das Todeskriterium formal erfüllt ist; das Einsetzen der Sterbeprozesse in den übrigen Teilen des Organismus wird jedoch bestmöglich aufgehalten. Daraufhin werden die Organe so schnell entnommen, dass sie möglichst noch nicht oder nur kaum beeinträchtigt sind. Dies betrifft insbesondere Nieren, Leber und Pankreas, welche bei der DCD-Methode im Prinzip unbeschadet transplantiert werden, während Herz und Lunge meist nicht entnommen werden.

Durchaus sind aber auch Fälle bekannt, in denen ein zum Stillstand gekommenes, nicht reanimiertes Herz entnommen und transplantiert wurde, mit dem Ziel, dieses Herz im Empfängerorganismus per Reanimationsmaßnahme wieder zum

Schlagen zu bringen. Drei derartige Fälle von Neugeborenen aus dem Denver Children's Hospital von 2008 sind dokumentiert.[76] Bei zwei der Kinder wurde eine Wartezeit von lediglich 75 Sekunden eingehalten, d.h. weniger als die wenigstens zwei Minuten gemäß Standard, bei einem Kind betrug die death watch Phase drei Minuten. Bei derartigen Fällen erscheint der Widerspruch zwischen einer formalen Erfüllung der dead donor rule und der tatsächlichen Funktions(un)tüchtigkeit des im Empfängerorganismus zu reanimierenden Herzens auf die Spitze getrieben. Formal mag alles regelkonform verlaufen sein. Aber ist es dies auch in realer Hinsicht?

Die inhaltliche Argumentation zugunsten des DCD stellt sich utilitaristisch dar. Nach dem Herzstillstand würde das sauerstoffmangelbedingte Absterben zwangsläufig nach und nach den gesamten Organismus mit all seinen Teilen erfassen. Beim DCD erfolgt der Eingriff gleich am Anfang der Kausalkette, bevor das Absterben auf die Organe übergreifen kann. So würde etwas Nützliches getan, etwas Gutes bewirkt, empfängerseitig Leben gerettet, Spenderseitig keines beendet – denn beendet soll es bereits durch den Herzstillstand gewesen sein.

Kritik am DCD-Verfahren wird sowohl verfahrensintern als auch grundsätzlich erhoben. Die Kritik innerhalb des Rahmens der DCD zielt darauf ab, die death watch Wartezeit von mindestens zwei bis fünf Minuten auch in der Praxis zu sicherzustellen und die Todesfeststellung statt auf den Moment des Herzstillstands besser auf den Kreislaufstillstand zu beziehen.[77]

Die grundsätzliche Kritik am DCD geht jedoch weiter. Diese zielt darauf ab, dass der auf den Herzstillstand natürlicherweise folgende assoziierte Absterbeprozess in keiner Weise zum Tragen kommt, weil umgehend entweder der Kreislauf wiederhergestellt wird, oder die Organe konserviert werden. Der Herzstillstand bleibt gewissermaßen dissoziiert und entfaltet keine Sterbekaskade auf den übrigen Organismus, weil eben dies verhindert wird, bis die Organe entnommen sind. Der Herzstillstand reduziert sich somit weitgehend auf die Funktion eines rechtssicheren Todeskriteriums, ohne dass der Tod in realer Hinsicht vor der Organentnahme wirklich schon zum Tragen kommen würde. Tatsächlich bleibt der Organismus des Spenders nach dem Herzstillstand im aus Transplantationssicht idealen Fall weithin intakt, mit Ausnahme der Herzpumpe. Zudem ist die bereits oben zum Hirntod-Kriterium dargestellte Kritik analog anzuwenden.

Die grundsätzliche Kritik fußt darauf, dass die regelgerecht für tot Erklärten real eigentlich noch keine Toten sind. Eine ähnliche Kritik wurde oben mit Bezug auf das Hirntod-Kriterium dargestellt. Die formalen Kriterien stützen sich auf eine historisch-kulturell verankerte traditionelle Gültigkeit infolge ihrer intuitiven Plausibilität. Herzschlag und Atem werden intuitiv als Grundfesten des Lebens empfunden. Ihr Wegfall bedeutet Tod – im natürlichen, assoziierten Fall greift der Tod in der direkten Folge auch tatsächlich auf den gesamten Organismus über. Wenn diese assoziierten Zusammenhänge des Todeseintritts heute künstlich ausgesetzt werden, dann ist auch die Bedeutung eines Herzstillstands vom detaillierten Wissen um die Zusammenhänge her zu relativieren. Eigentlich kann der bloße Herzstillstand nicht für sich als hinreichendes Kriterium dienen, um daraufhin unmittelbar die Maßnahmen für die Organentnahme einzuleiten.

Der Eindruck drängt sich auf, dass sowohl beim Hirntod-Konzept als auch beim Herzstillstand im Rahmen des DCD in formaler Hinsicht einem juristisch akzeptierten Todeskriterium genüge getan wird, dass man aber real vom Totsein noch ein ganzes Stück entfernt ist. Die Einhaltung der dead donor rule auf einer de facto lediglich formalen Ebene entlarvt diese als einen wenig sachdienlichen Formalismus und kaschiert insofern eine Fiktion.[78] Daher wird immer wieder die Forderung erhoben, die dead donor rule selbst zu hinterfragen, diese als geforderte Voraussetzung für die Organentnahme zu relativieren und die Voraussetzungen für die Organentnahme unabhängig vom Todesbegriff zu umschreiben.[79]

Die Forderung nach einer Aufhebung der dead donor rule im strikten Sinn ist keineswegs neu und wurde u.a. von Robert Troug wiederholt seit den 90er Jahren erhoben.[80] Die Forderung erscheint nachvollziehbar sowohl mit Blick auf den Zielkonflikt, möglichst unbeschadete, lebendfrische Organe aus formal hinreichend toten Spendern zu entnehmen,[81] als auch im Hinblick auf die inzwischen sehr stark gewordenen Zweifel, dass die auf der Basis des Hirntod-Konzepts oder des Herzstillstands für tot erklärten Patienten eigentlich noch nicht weitgehend genug vom Tod ergriffen sind. Man sollte also eher auf andere Weise positiv zu begründen suchen, unter welchen fest umschriebenen Voraussetzungen Patienten Organe für Transplantationszwecke entnommen werden dürfen – so die Position einiger Transplantationsbefürworter, welche die dead donor rule unter den heutigen Bedingungen von Hirntod-Konzept und DCD für de facto ausgehöhlt halten.

Ethik der Organentnahme

Ausgangspunkt für den Versuch einer positiven Begründung ist der Prozesscharakter beim Erlöschen des Lebens am Ende des Sterbens. Auch der Eintritt des Todeszustands trägt insofern einen Prozesscharakter, dessen Anfang beim Herz-Kreislauf-Stillstand und dem damit einhergehenden Ausfall der Sauerstoffversorgung anzusetzen ist, und dessen Ende an den fortschreitenden saustoffmangelbedingten Schädigungen beim Verlust der anti-entropischen Fähigkeit festgemacht werden kann, wenn das Erlöschen des Lebens auch im biologischen Sinn zum Ende kommt. Dieser Prozess, wiederholt als Grauzone bezeichnet, steht unter dem Zeichen der fortschreitenden Kausalkette des erlöschenden Lebens und kann daher als Todessequenz oder Todeskaskade beschrieben werden.

Mit dem Herz-Kreislauf-Stillstand und dem Beginn der Todessequenz ist ein Wendepunkt eingetreten, der dem im Erlöschen befindlichen Leben dieses Menschen eine andere Qualität verleiht als dies vor dem Herz-Kreislauf-Stillstand gegolten hat. Diesem erlöschenden Leben kommt, so die u.a. von Stoecker vorgebrachte Meinung, in ethischer Hinsicht eine andere Qualität und daher auch ein anderes «normatives Gewicht» zu als dies vor dem Herz-Kreislauf-Stillstand der Fall war. Das normative Gewicht des noch vorhandenen Lebens sei in diesem Zustand schwächer zu bewerten als zuvor. Die Art und Weise, mit dem Organismus eines Menschen im Zustand der bereits initiierten Todessequenz umzugehen, dürfe daher eine andere sein. In diesem Zustand, so die Meinung, sei ein Zugriff auf die Organe eines Menschen unter bestimmten Bedingungen ethisch gerechtfertigt: wenn dies altruistisch zu Transplantationszwecken geschieht, wenn der betreffende Mensch einer Entnahme zu seinen Lebzeiten als Entscheidung seines freien Willens ausdrücklich zugestimmt hat, wenn seine Behandlung nicht bereits von einer späteren Organentnahme überschattet oder beeinträchtigt ist, wenn seinem Leib noch immer in Würde begegnet und wenn ihm definitiv kein Leid zugefügt wird, was durch den umfassenden Einsatz narkotischer Mittel abgesichert werden sollte.[82]

Unter Einhaltung derartiger Anforderungen könnte ein Organspender effektiv möglicherweise sogar wirksamer geschützt werden als durch die formale Einhaltung der dead donor rule unter den herrschenden Bedingungen des Hirntod-Kriteriums oder der DCD-Protokolle.

Auf der anderen Seite sind die Gefahren offensichtlich, die aus einer Aushebung der dead donor rule resultieren. Auch Franklin Miller und Robert Troug argumentieren aus einer ethischen Perspektive. Dies erfolgt bei ihnen jedoch in einem gänzlich anderen Bezugssystem als bei Stoecker.[83] Miller und Troug setzen die Organentnahme ethisch in den Kontext eines Abbruchs der lebenserhaltenden Maßnahmen. Durch einen solchen Abbruch wird der Tod des Patienten herbeigeführt, ohne dass dies als Mord oder Todschlag gewertet wird. Auch bei der Organentnahme stehen bereits vor Beginn der Prozedur die Bedingungen fest, dass eine Fortsetzung lebenserhaltender Maßnahmen bei diesem Patienten nicht erfolgen wird. Statt nun einfach die Geräte auszuschalten und so die finale Todessequenz zu initiieren, würde im Fall einer Organspende zuvor auf die Organe zugegriffen. Zwar sei die Todessequenz noch nicht biologisch fortgeschritten, aber auch in der gegenwärtigen Praxis unter den herrschenden Bedingungen des Hirntod-Kriteriums oder der DCD-Protokolle seien die Patienten noch nicht richtig tot, so dass die etablierten Standards de facto ebenso die dead donor rule verletzen. Durch die Organentnahme würde dem Patienten kein Schaden zugefügt, weil die Organentnahme im Kontext des ohnehin eintretenden Todes steht. Akt und Konsequenzen der Organentnahme seien mit Akt und Konsequenzen des Abbruchs der lebenserhaltenden Maßnahmen ethisch vergleichbar.

Miller und Troug sehen beide Vorgänge gleichermaßen im Rahmen des Konzepts vom «justified killing» gedeckt. Sie setzen also nicht die bereits fortgeschrittene Todessequenz voraus, sondern halten den Verlust der höheren Hirnfunktionen als Bedingung für hinreichend. Der prozesshafte Charakter des Todes stellt für Miller und Troug nicht den Ansatz dar, um einen geeigneten Zeitpunkt für die Organentnahme zu begründen. Sie legitimieren den Zugriff auf die Organe in Analogie zur Beendigung der lebenserhaltenden Maßnahmen. Das Analogie-Argument besteht darin, dass nämlich zu Beginn beider Handlungen feststeht, dass die lebenserhaltenden Maßnehmen beendet werden. Statt diese jedoch einfach zu beenden, würden zunächst noch die Organe entnommen. Dem Patienten werde so kein zusätzlicher Schaden zugefügt, für die Empfänger der Spenderorgane jedoch etwas Nützliches bewirkt, so die utilitaristische Begründung.

Tatsächlich besteht die behauptete Analogie jedoch gar nicht, da das Abbrechen der lebenserhaltenden Maßnahmen ethisch anders zu bewerten ist, als einen Akt des Todes aktiv zu setzen. Zudem nimmt im ersten Fall die Todessequenz ihren natürlichen, assoziierten Verlauf. Bei einer frühzeitigen Explantation hingegen kann nicht sicher davon ausgegangen werden, dem Betroffenen nicht zu schaden. Nicht das finale Eintreten des Todes macht dabei den Unterschied, da der Patient mit oder ohne Organentnahme ohnehin nicht weiter mit lebenserhaltenden Maßnahmen behandelt worden wäre. Aber im ersten Fall lässt man die Todessequenz ihren assoziierten Gang nehmen und das Leben des Patienten dem natürlichen Ablauf folgend erlöschen. Im Fall einer Explantation hingegen greift man von außen massiv in den Ablauf der Todessequenz ein. Der Schaden für den Patienten besteht dabei nicht im finalen Tod, sondern in der Art und Weise, wie das Leben erlischt, bis der Zustand des Tod effektiv eingetreten ist. Es bleibt unklar, welche Innenerfahrungen oder Nahtoderfahrungen für den Patienten damit verbunden sind.

Bei Miller und Troug zeigt sich eine utilitaristische Sicht, die von der Organentnahme her geprägt ist, aus dieser Perspektive per Analogie ein Rechtfertigung für einen von der Frage des Todes unabhängigen Zugriff auf die Organe herleitet und dabei die Disposition des Betroffenen, sein Wohlergehen, und seine Interessen ignoriert. Die Situation des Patienten wird auf den eintretenden Todeszustand reduziert, andere Interessen als die Fortsetzung oder nicht-Fortsetzung der lebenserhaltenden Maßnahmen werden bei Miller und Troug ausgeblendet. Die Zulassung derartiger Ansätze wäre die Konsequenz, würde man die dead donor rule aufgeben. Deontologische Momente werden in einem derartigen Rahmen eher als Restriktionen empfunden oder gänzlich bestritten.

Die von Stoecker skizzierte Ethik der Organentnahme zeigt sich sehr viel einfühlender in die Situation des Betroffenen und an seinem Wohlergehen interessiert. Dazu gehört der Respekt gegenüber der freien Entscheidung eines Spenders ebenso wie die Forderung, keine Maßnahmen zur frühzeitigen Spenderdisponierung zu ergreifen, welche die Behandlung oder das Wohlergehen Patienten in irgendeiner Weise beeinträchtigen, seinem Leib vor und auch während der Explantation in Würde zu begegnen, insbesondere aber auf jede nur mögliche Weise sicherzustellen, dass dem Spender im Zusammenhang mit der Entnahme keinerlei Leid zugefügt wird. Die Forderung nach dem umfassenden Einsatz von Narkotika ist dazu ein notwendiges Mittel. Es kann nicht adäquat beurteilt werden, ob es auch ein hinreichendes ist.

Die Befolgung ethischer Prinzipien für die Organentnahme einzufordern, ist unverzichtbar. Allerdings ist die ethische Perspektive nicht die einzige, die in der Frage um die Organentnahme gefordert ist. Die ethische Frage einerseits und die Sach- oder Wahrheitsfrage (Ontologie) andererseits sind die beiden Seiten des einen und selben Aktes, die Wirklichkeit zu beurteilen. Die Ethik kann daher nicht als Fluchtwährung dienen, um in der vertrackt erscheinenden Sachfrage über einen Hinterweg doch noch eine Lösung präsentieren zu können. Wenn dem erlöschenden Leben während der ablaufenden Todessequenz ein anderes, weniger gewichtiges «normatives Gewicht» zukommt als dies vor dem Herz-Kreislauf-Stillstand der Fall ist, so liegt dies darin begründet, dass auch in sachlicher Hinsicht mit «Leben» in beiden Zuständen etwas anderes bezeichnet wird. das nicht deckungsgleich ist. Man löst nicht die Probleme der Abgrenzung zwischen Leben und Tod, indem man auf den Aspekt des normativen Gewichts von Leben ausweicht. Der Problemstruktur ist auch auf der Ebene der Ethik keine andere. Beide Perspektiven sind vor die Anforderungen derselben Situation gestellt.

Eine positiv formulierte Ethik der Organentnahme kann dazu beitragen, praktische Fehlentwicklungen im Zusammenhang mit Organentnahmen zu korrigieren und die Standards zu verbessern. Eine Ethik der Organentnahme kann jedoch nicht die Sachfragen ersetzen, unter welchen Voraussetzungen und Bedingungen im Grenzbereich von Leben und Tod Organentnahmen stattfinden dürfen und ob diese überhaupt stattfinden dürfen. Vielmehr sind die Voraussetzungen und Bedingungen positiv zu beschreiben, die für Organentnahmen gelten sollen, da weder das Hirntod-Kriterium noch DCD-Standards jene Tragfähigkeit besitzen, die ihnen einst unterstellt wurde. Nur in einem derart groß angelegten Rahmen, welcher den Komplexitäten einer Grenzziehung zwischen Leben und Tod gerecht wird, kann auch die dead donor rule angemessen Berücksichtigung finden. Dass die heutige Praxis der Organentnahme die dead donor rule verletzt, bedeutet nicht notwendigerweise einen Fehler der Maxime. Die Normverletzung dürfte wohl eher in einem Fehlverhalten in der etablierten Praxis begründet liegen.

Kapitel 8

Praxis der Organentnahme

Transplantationen von Organen oder Geweben sind seit Anfang der 80er Jahre gängige Praxis und in allen Staaten mit westlicher, schulmedizinisch geprägter Medizin inzwischen fest etabliert. Zur Mitte des 20. Jhd. waren es in erster Linie spektakuläre Einzelfälle, die das Bild von den neuen chirurgischen Möglichkeiten prägten. Doch die körpereigenen Immunreaktionen sorgten für die Abstoßung der transplantierten Organe auf der Empfängerseite. Somit blieben mit den Überlebensraten auch die absoluten Fallzahlen zunächst gering. In den 70er Jahren konnten nur etwa 30% der Patienten mit einem transplantierten Herzen ein Jahr überleben. Bei transplantierten Geweben wie Haut und Knochen waren die Abstoßungseffekte geringer ausgeprägt und die Annahme im Empfängerorganismus verlief günstiger.

Die Abstoßungsreaktionen gegen transplantierte Organe wurden erst mit der Erfindung des immunsuppressiven Medikaments Ciclosporin A (CsA) 1976 durch Jean Francois Borel beherrschbar, welches stark und zugleich gezielt die Lymphozyten hemmt. Nach klinischen Studien und der Zulassung von CsA 1983 sind mit dem Anstieg der Ein-Jahr-Überlebensraten auf 80%, auch infolge verbesserter OP- und Konservierungstechniken, die Fallzahlen in der Transplantationsmedizin stark angestiegen, und das Transplantationswesen hat sich im Standardrepertoire der westlichen Medizin etabliert.

Transplantiert werden heute fast alle Organe, insbesondere Herz, Lunge, Leber, Nieren, Bauchspeicheldrüse und Darm als ganze Organe sowie in Teilen (Herzklappen), darüber hinaus Gewebe der Haut, Augenhornhäute, Gefäße, Knochen- und Knorpelgewebe, Bänder und Sehnen. Aufsehen erregende Tranplantationen wie etwa die eines Gesichts (erstmals 2005 in Frankreich und erstmals eines kompletten Gesichts 2010 in Spanien) oder zweier (eingeschränkt) funktionstüchtiger Arme wie bei Karl Merk 2008 in München Rechts der Isar stellen eher Einzelfälle dar. Nicht möglich dagegen ist nach wie vor die Transplantation neuronal komplexer Organe wie etwa des Auges als ganzes (lediglich Hornhaut und Netzhaut) oder des Gehirns (lediglich Hirnhäute). Nieren oder Teile der Leber können auch von lebenden Spendern entnommen werden.

Pro Jahr werden in Deutschland etwa 4.000 Patienten auf der Basis einer Hirntod-Diagnose für tot erklärt. Aus dieser Gruppe wurden in Deutschland im Jahr 2012 bei 1.024 Spendern Organe entnommen. Davon waren 151 Unfallopfer. Hinzu kamen 845 Lebendspender, davon 765 Nieren- und 79 Leberspender. Bei etwa 85% der hirntoten Spender wurden mehrere Organe entnommen. Für das Jahr 2012 umfasst die Menge an transplantierten Organen aus hirntoten Spendern 3.522 Organe, davon 345 Herzen, 356 Lungen (ein- und beidseitig), 935 Lebern, 163 Bauchspeicheldrüsen und 1.798 Nieren. Deutschland gehört zusammen mit Österreich, Belgien, Niederlande, Luxemburg, Kroatien und Slowenien dem Eurotransplant-Verbund an mit insgesamt 120 Mio Einwohnern und 72 Transplantationszentren, davon 46 in Deutschland. Innerhalb dieser Staatengemeinschaft werden die verfügbaren Organe aufgrund Meldepflicht staatenübergreifend erfasst und vermittelt. Die grenzüberschreitende Quote der Organvermittlung beträgt etwa 20%. Die Anzahl jener Patienten, die auf ein Spenderorgan warten und auf der Warteliste stehen, liegt in Deutschland (Stand Dez 2012) bei 972 Herzen, 459 Lungen, 1.815 Lebern und 7.645 Nieren zuzüglich etwa 300

Patienten, die mehrere Organe (Bauchspeicheldrüse/Niere oder Leber/Niere) benötigen. Damit umfasst die Warteliste 11.233 Patienten aus Deutschland, von denen etwa 1.000 pro Jahr sterben, bevor eine Implantation bei ihnen durchgeführt wird.[84]

Bisher hat nur jeder zehnte aus der Gruppe der für hirntot Erklärten seine persönliche Entscheidung in Form von einem ja oder nein zur Organspende für den Fall der Fälle tatsächlich dokumentiert, z.B. in Form eines Organspendeausweises. In neun von zehn Fällen mit einer gestellten Hirntod-Diagnose müssen daher die Angehörigen über den mündlich geäußerten (25%) oder mutmaßlichen (40%) Willen des für hirntot Erklärten befragt werden und ggf. anstelle des Betroffenen die Entscheidung übernehmen (25%). In jedem vierten Fall müssen also die Angehörigen anstelle des Betroffenen die Entscheidung fällen.[85]

Bisher hat nur jeder zehnte aus der Gruppe der für hirntot Erklärten seine persönliche Entscheidung in Form von einem ja oder nein zur Organentnahme für den Fall der Fälle tatsächlich dokumentiert, z.B. in Form eines Organspendeausweises. In neun von zehn Fällen mit einer gestellten Hirntod-Diagnose müssen daher die Angehörigen über den mündlich geäußerten (25%) oder mutmaßlichen (40%) Willen des für hirntot Erklärten befragt werden und ggf. anstelle des Betroffenen die Entscheidung übernehmen (25%). In jedem vierten Fall müssen also die Angehörigen anstelle des Betroffenen die Entscheidung für oder gegen eine Organentnahme fällen.[86]

Die Akzeptanz für die Durchführung von Organspenden im allgemeinen ist in der Bevölkerung hoch. Eine Studie aus dem Jahr 2010 im Auftrag der BZgA unter 4.000 Befragten zeichnet ein organspendefreundliches Stimmungsbild. 74% der Befragten zeigten sich im Grundsatz damit einverstanden, dass ihnen nach ihrem Tod Organe entnommen werden, 18% sind nicht damit einverstanden. Jeder vierte der Befragten gibt an, einen Organspendeausweis zu besitzen. De facto jedoch hatte zu jener Zeit aus der Gruppe der für hirntot Erklärten nur jeder zehnte einen Organspendeausweis. Von jenen Befragten, die über einen Ausweis verfügen, geben 72% an, sie wollen die Angehörigen nicht mit dieser Entscheidung belasten. 95% sagen, sie wären selbst froh, ein Organ zu erhalten, wenn sie es brauchen würden. Aus der größeren Gruppe jener, die keinen Organspendeausweis besitzen, wollen 24% keine Organe spenden. 18% geben an, keine Organe erhalten zu wollen, auch wenn sie selbst in die Situation einer medizinischen Indikation kommen. 36% sagen, man soll der Natur ihren Lauf lassen. 33% meinen, dass von den Ärzten nicht alles für sie getan wird. 34% wollen sich nicht mit dem Thema Tod auseinandersetzen und 62 % wollen sich jetzt noch nicht entscheiden. 47% fürchten Missbrauch durch Organhandel – eine Einschätzung aus dem Jahr 2010, bevor die Unregelmäßigkeiten bei der Organvergabe in Göttingen, Regensburg und München bekannt wurden.[87]

Unter dem Eindruck der Organspendeskandale hat das Meinungsforschungsinstitut YouGov im August 2012 Ergebnisse aus einer neuen Umfrage im Auftrag der Nachrichtenagentur dpa veröffentlicht. Demzufolge haben 45% der Befragten Bedenken, sich für Organspenden bereit zu erklären, 42% zeigen hingegen keine Bedenken. Von den Befragten geben 14% an, einen Organspendeausweis zu besitzen.[88]

Trotz allen negativen Meldungen zeigt sich ein insgesamt positives Stimmungsbild in der Bevölkerung und weiterhin eine grundsätzlich hohe Bereitschaft, selbst einmal zum Organspender zu werden. Allerdings gehen die meisten Befürworter davon aus, dass die Organentnahme postmortal, also im Zustand des eingetreten Todes entnommen würden. Zudem verfügen nur die wenigsten über vertiefte Informationen zur Problematik. Nur die wenigsten können differenziert beurteilen, was sie gegenwärtig im Grundsatz für gut erachten, und wissen nicht, worauf sie sich konkret einlassen.

die Prozedur der Organentnahme[89]

Nach erfolgter Hirntod-Diagnose werden die Maßnahmen zur intensivmedizinischen Versorgung zunächst fortgesetzt, um zu klären, ob sowohl die medizinischen als auch die rechtlichen Voraussetzungen für eine Organentnahme vorliegen oder nicht. Zur Klärung der medizinischen Voraussetzungen ist in jedem Fall, auch wenn einer Organspende widersprochen wurde, eine entsprechende Anamnese durchzuführen und zu dokumentieren, ob jemand aus medizinischer Sicht als potentieller Organspender in Frage kommen würde.[90] Die DSO bietet bei diesem Prozess konziliarische Unterstützung an. Fällt die Anamnese positiv aus, muss zu diesem Zeitpunkt eine Meldung an die zuständige Koordinierungsstelle (§11 TPG) bei der DSO erfolgen (§9a Abs.2 Nr.1 TPG). Falls die Anamnese negativ ausfällt, muss dies begründet und ebenso gemeldet werden, um die DSO in die Lage zu versetzen, dass potentiell mögliche Organspendeaufkommen in Deutschland beurteilen zu können. Es gehört zur Aufgabe des zuständigen Transplantationsbeauftragten des Krankenhauses, die Durchführung dieser Meldung sicherzustellen (§9b TPG).

Die Koordinierungsstelle bei der DSO klärt, ob die Voraussetzungen für eine Organentnahme vorliegen. Die behandelnde Klinik ist verpflichtet, zu diesem Zweck alle erforderlichen personbezogenen Daten zu übermitteln (§11 Abs.4 TPG). Liegt keine schriftliche Entscheidung des Betroffenen selbst für oder gegen eine Organspende vor, müssen die Angehörigen über den mündlich geäußerten oder den mutmaßlichen Willen des für hirntot Erklärten befragt werden und anstelle des Betroffenen die Entscheidung übernehmen. Eine Entscheidung für oder gegen eine Organentnahme muss in jedem Fall getroffen werden. Das Angehörigengespräch ist ergebnisoffen zu führen. Gemäß Leitlinie sind die Angehörigen jedoch darauf hinzuweisen, dass durch eine Organspende einem Menschen auf der Warteliste möglicherweise das Leben gerettet werden kann.[91] Und auch die Klinik dürfte kaum ganz frei sein von einem eigenen wirtschaftlichen Interesse.[92] Kritiker des Verfahrens bemängeln, dass die Angehörigen durch das in den Vordergrund gerückte utilitaristische Argument der Hilfeleistung in einen Gewissensdruck gebracht werden. Die Zustimmungsrate zur Organentnahme liegt bei Angehörigenentscheidungen höher als bei Eigenentscheidungen.

Liegt die Entscheidung gegen eine Organspende vor, wird die intensivmedizinische Versorgung beendet, so dass die Todessequenz nun alle Bereiche des Organismus erfasst und zum biologischen Tod führt. Liegt eine Entscheidung zugunsten einer Organentnahme vor, wird die Explantation daraufhin durch die Koordinierungsstelle (DSO) organisiert und erfolgt durch die von ihr beauftragten Ärzte (§11 Abs.4 TPG). Die Organentnahme wird als Gemeinschaftsaufgabe von Entnahmeklinik, empfängerseitigen Transplantationszentren und der DSO als Koordinierungsstelle wahrgenommen.

Beim hirntoten Organspender wird die intensivmedizinische Versorgung weiter fortgesetzt. Diese ist nun nicht mehr in erster Linie dem Patientenwohl verpflichtet, der in dieser Hinsicht bereits als Toter und nur noch in der Rolle des Organspenders behandelt wird. Die medizinische Versorgung dient nun der bestmöglichen Erhaltung der Organe mit Blick auf die späteren Organempfänger. Weitere Untersuchungen dienen der Klärung, den Zustand der potentiell entnehmbaren Organe im Hinblick auf die spätere Transplantation zu bestimmen. Der Organspender wird an Eurotransplant gemeldet. Dort erfolgt der Abgleich der Daten über die Spenderorgane mit den Daten der Patienten auf der Warteliste. Anhand der Kriterien Erfolgswahrscheinlichkeit und Dringlichkeit sowie einer möglichst ausgeglichenen Länderbilanz und der Wartezeit erfolgt über eine computererzeugte Matchlist die Zuordnung, welches Organ an welchen Empfänger angeboten wird. Die zuständigen Ärzte der ersten beiden ausgewählten potentiellen Empfänger werden informiert, um die Erfolgsaussicht einer Transplantation zu beurteilen und die Maßnahmen für die Transplantation auf der Empfängerseite zu ergreifen. Der DSO-Koordinator stimmt das weitere Vorgehen mit den Ärzten auf der Empfängerseite ab, um den Zeitraum zwischen Explantation und Implantation mit Blick auf die Transportdauer so kurz wie möglich zu halten.

Mit Blick auf die Transplantationen bei den Organempfängern setzt der DSO-Koordinator den Termin für die Organentnahme an. Der Organspender wird nun für die Explantation vorbereitet und in einen OP der Entnahmeklinik gebracht. Die Explantation erfolgt unter denselben Bedingungen wie eine OP eines lebenden Patienten. Dabei steht die Explantation von der OP-Dringlichkeit her auf einer Stufe mit anderen Notfalleingriffen in der Klinik. An der Explantation beteiligt sind ein Anästhesieteam und OP-Pflegekräfte aus der Entnahmeklinik, Chirurgen für die Öffnung des Körpers und das Freilegen der Organe, chirurgische Teams für die Entnahme der thorakalen und viszeralen Organe sowie der DSO-Koordinator und oftmals ein Perfusionsdienstmitarbeiter der DSO. Für die Explantation gilt die Maßgabe, die Würde des Spenders, der als Verstorbener bewertet wird, gemäß §6 TPG und gemäß Leitlinien entsprechend dem ärztlichen Ethos zu bewahren.

Die Aufgabe des Anästhesieteams besteht insbesondere darin, die Herz-Kreislauf-Funktion, die Homöostase und die Beatmung zur Sauerstoffversorgung der Organe bis zu deren Konservierung aufrecht zu halten. Das vegetative Nervensystem wird anästhesiert, um die Weiterleitung der durch die chirurgischen Schnitte verursachten Schmerzreize in das Rückenmark zu unterbrechen. Zudem kommen relaxierende Medikamente zum Einsatz. Ansonsten würden durch das Aufschneiden des ganzen Körpers und dessen Durchspülung mit einer kalten Lösung zur Konservierung der Organe heftige Stressreaktionen mit sprunghaftem Anstieg des Blutdrucks und der Pulsfrequenz sowie starke Bewegungen ausgelöst. Um dies zu verhindern, wird der Organspender zu Beginn der

OP an Armen und Beinen festgebunden. Zudem können stressbedingt Kreislaufprobleme bis hin zum vorzeitigen Herzstillstand die Folge sein, was die Anästhesisten vermeiden sollen. Ggf. wird das Herz des Organspenders reanimiert, damit die Sauerstoffversorgung der Organe bis zu deren Konservierung sichergestellt bleibt.

Die Beobachtungen der heftigen Stressreaktionen haben viele Ärzte nachdenklich gemacht. Auf Basis des Hirntod-Konzepts wird der Organspender für tot erklärt und wurde in der Vergangenheit von vielen auch für de facto tot gehalten. Noch immer betont der DSO-Leitfaden die Überflüssigkeit einer Narkotisierung, weil der Organspender ja tot sei.[93] Hochschießender Blutdruck, rasender Puls und muskelkontraktive Bewegungen werden als automatische Reflexe bewertet. Um die OP nicht zu behindern, sollten aus DSO-Sicht jedoch relaxierende Medikamente zum Einsatz kommen. In Studien wurde bei Patienten ein starker Anstieg von Adrenalin, Noradrenalin und Dopamin beobachtet.[94] Angesichts der zu beobachtenden heftigen Stressreaktionen und infolge der gewachsenen Unsicherheit sowohl über die mangelnde Verlässlichkeit der Hirntod-Diagnose als auch über die Gleichsetzung des Hirntod-Kriteriums mit dem Tod des Menschen sind viele Ärzte in Deutschland inzwischen dazu übergegangen, analog einer Vollnarkose bei einer OP zu anästhesieren. Sie setzen das stark schmerzbetäubende und sedierende Fentanyl in hoher Dosierung ein, in Verbindung mit Pancuronium zur Muskelentspannung. Aus medizinethischer Sicht liegen Forderungen vor, die Anästhesierung als obligatorisch in die Leitlinien aufzunehmen, um eine mögliche Beeinträchtigung des Organspenders soweit nur möglich auszuschließen.

Nach Abschluss der Vorbereitungen durch das Anästhesieteam wird der Körper der Länge nach vom Hals bis zum Schambein aufgeschnitten. Bei ausbleibender Vollnarkose würden dabei die heftigen Stressreaktionen einsetzen. Blut strömt nun schlachthofähnlich überall aus dem Körper heraus. Mit einer Säge wird das Brustbein zerschnitten, um durch den geöffneten Brustkorb Herz und Lunge freizulegen. Die Lappen der Bauchdecke werden nach außen geklappt und in dieser Position befestigt. Nun werden alle zu entnehmenden Organe unter frei schlagendem Herzen für die Entnahme freipräpariert.

Anschließend wird die Perfusion vorbereitet, die Durchspülung des gesamten Körpers mit einer 4°C kalten Perfusionslösung zur Konservierung der Organe. Dazu werden Katheter und diverse Schläuche gelegt, u.a. an der Aorta und an der Vena Cava am Becken. Um das möglichst vollständige Ausschwemmen des Blutes bei der Perfusion zu erleichtern, setzt das Anästhesieteam nun nochmals weitere Medikamente u.a. Heparin ein, welches dazu beiträgt, die Gerinnung des Blutes und Thrombosen so weit wie möglich zu vermeiden. Unmittelbar vor Durchführung der Perfusion beendet das Anästhesieteam die künstliche Beatmung. Nur bei geplanter Lungenentnahme wird die Lunge weiterhin aufgebläht. Der Einsatz des Anästhesieteams ist damit beendet. Der DSO-Leitfaden (7.2.4) empfiehlt, ab jetzt die Monitore auszuschalten, um durch die nachfolgenden Anzeigen des Herzstillstands Ärzte und Pfleger nicht zu beunruhigen.

Nun wird die kalte Perfusionslösung schlagartig in den noch immer funktionstüchtigen Organismus eingebracht, gleichzeitig an den verschiedenen präparierten Stellen. Dies erfolgt durch den Koordinator oder einen anderen speziellen DSO-Mitarbeiter. Je nach Sedierung sind nochmals und letztmals heftige Reaktionen des Organspenders zu beobachten. Sein Herz-Kreislauf-System bricht jetzt zusammen. Große Mengen kühlende Flüssigkeit werden zudem in den Körper von oben mehrfach hineingegossen und wieder abgesaugt, um die erforderliche Absenkung der Körpertemperatur bis auf Konservierungstemperatur zu erreichen und so den Stoffwechsel so weit wie möglich herunterzufahren. Ziel der Perfusion ist es, das Blut so vollständig wie möglich zu entfernen und durch die Konservierungslösung zu ersetzen. Je vollständiger dies gelingt, um so geringer werden die Organe während der Transaktionszeit bis zur Implantation bei den Empfängern beeinträchtigt.

Nach erfolgter Perfusion entnehmen die chirurgischen Teams nacheinander die einzelnen Organe, die zur Explantation bestimmt sind. Man beginnt bei den thorakalen Organen Herz und Lunge, sofern diese entnommen werden sollen, und schließt die Explantation der abdominalen Organe Dünndarm, Leber (welche nach der Entnahme normalerweise gesplittet wird), Bauchspeicheldrüse und Nieren an. Die Ärzteteams überprüfen sogleich die Qualität der entnommenen Organe im Hinblick auf die geplante Transplantation. Meist werden auch Aorta und Vena Cava mit entnommen, um die Rekonstruktion der Gefäße im Empfänger bei der Transplantation zu unterstützen, ebenso Teile von Milz und Lymphknoten. Die Organe werden in spezielle Kühlboxen verpackt und auf den Weg in die Transplantationszentren gebracht, wo sie den Empfängern implantiert werden sollen.

Nach Abschluss der Explantation werden die präparierten Zugänge entfernt. Der Körper wird ggf. mit Füllmaterial aufgefüllt, wieder verschlossenen und zugenäht. Die Prozedur erstreckt sich insgesamt je nach Umfang über zwei bis fünf Stunden.

Segen oder Fluch?

Die Organtransplantation beruht in ihren ethischen Grundlagen auf einem abwägenden Kalkül: Kann sie einem Kranken einen möglichst hohen Nutzen einbringen, ohne dabei demjenigen, dem die Organe entnommen werden, einen Schaden zuzufügen?

Viele Menschen bejahen dies. Auf den ersten Blick erscheint der Nutzen offenkundig: Kranke können auf diesem Weg eine

Möglichkeit erhalten, weiterzuleben. Etwa drei Menschen sterben pro Tag in Deutschland, weil Mediziner außer einer Organtransplantation nichts mehr für sie zu tun vermögen. Insofern erscheint in derartigen Fällen eine Organtransplantation als derzeit einziger Ausweg, um Leben zu retten. Drei Menschen pro Tag könnten gerettet werden, wenn ein Organ für sie zur Verfügung stehen würde. In dieser Erwartung standen sie über Monate oder sogar Jahre auf einer Warteliste. Aber ein geeignetes Organ war für sie nicht verfügbar. Bei nicht lebensbedrohlichen Fällen besteht der Nutzen einer Transplantation in der mutmaßlichen Verbesserung der Lebensqualität, wenn bisherige Einschränkungen aus dem Alltag wie z.B. regelmäßige Dialysegänge entfallen. Der Nutzen einer Organimplantation erscheint offenkundig. Erst bei näherer Betrachtung werden auch hier Einschränkungen deutlich. Auf dem jedoch mutmaßlich hohen Nutzen beruht die hohe grundsätzliche Akzeptanz für Organtransplantationen in der Bevölkerung.

Jede Organtransplantation hat jedoch unausweichlich zwei Seiten. Jedes implantierbare Organ muss zuvor aus jemand anderem explantiert worden sein. Die Frage nach der Herkunft dieser implantierten Organe stellt sich in der Bevölkerung durchaus, erscheint aber in der allgemeinen Wahrnehmung erst in zweiter Hinsicht von Bedeutung zu sein. Sonst wäre die hohe grundsätzliche Akzeptanz für Organtransplantationen nicht zu erklären. Die Befragten gehen in der Regel davon aus, dass der Organspender zum Zeitpunkt der Organentnahme tatsächlich tot ist. Unter dieser Bedingung erfolgt die Abwägung zugunsten von Organtransplantationen. Man geht davon aus, dass Organtransplantationen für den Empfänger einen durchaus hohen Nutzen haben, und dass man diesen Nutzen erreicht, ohne dem Spender einen Schaden zuzufügen, weil dieser ja mutmaßlich tot ist. Also tue man nichts ethisch bedenkliches, wenn man einem Spender unter der Voraussetzung des Todes die Organe entnimmt, sondern im Gegenteil:

Man kann sogar das Leben jener retten, die auf eine Organspende angewiesen sind.

Auf beiden Seiten, sowohl auf der Seite des Organspenders als auch beim Organempfänger sind jedoch gravierende Einschränkungen und Vorbehalte geltend zu machen. Auf **Empfängerseite** wird der Nutzen dadurch relativiert, dass (1) keineswegs alle Transplantationen erfolgreich verlaufen. Die transplantierten Organe können versagen, unmittelbar oder nach einiger Zeit. Auch Komplikationen bei der Transplantation selbst können auftreten. Diese Risiken sind jedem Betroffenen klar, werden aber meist alternativlos in Kauf genommen.

(2) Implantierte Organe werden durch den Empfängerorganismus als Fremdkörper abgestoßen. Das Immunsystem richtet sich gegen das implantierte Organ und geht aktiv gegen dieses vor. Daher waren Organtransplantationen noch in den 70er Jahren eher auf Einzelfälle beschränkt, an denen zwar deutlich wurde, was Chirurgen inzwischen zu leisten vermögen. Die Überlebensraten von wenigstens einem Jahr blieben jedoch in den meisten Fällen sehr gering, bei Herztransplantationen um 30%, weil heftige Abstoßungsreaktionen die Folge waren. Erst mit der verstärkten Unterdrückung des Immunsystems seit der Erfindung von Ciclosporin A durch Jean Francois Borel 1976 und der breiten Anwendung seit Beginn der 80er Jahre sind die Erfolgsraten und Fallzahlen in der Transplantationsmedizin stark gestiegen. Bei Herztransplantationen erhöhte sich die Ein-Jahres-Überlebensrate von 30 auf 80%. Die Fortführung der starken Immunsuppression bleibt in der Regel bei jedem Organempfänger lebenslang erforderlich, so dass Erkrankungen infolge verminderter Immunfähigkeit wie z.B. Krebserkrankungen eine erhöhte Eintrittswahrscheinlichkeit erhalten. Bei Gewebetransplantationen ist die Kompatibilität in der Regel höher. Fremde Gewebekleinteile können offenbar eher akzeptiert, inkorporiert oder in den Empfängerorganismus integriert werden, während ganze Organe inkompatible Fremdkörper bleiben.

(3) Die Inkompatibilität fremder Organe mit dem Empfängerorganismus setzt sich zum Teil auf der psychischen Ebene fort. In einigen Fällen sind Persönlichkeitsveränderungen beim Organempfänger beobachtet worden. Einige Organempfänger haben mit dem Organ auch Verhaltensmuster des Spenders übernommen. Offenbar sind Organe Träger einer Ich-Prägung, so dass eine Inkompatibilität zwischen Spenderorgan und Zielorganismus resultiert. Bekannt wurde als einer der ersten derartigen Fälle Claire Sylvia, die nach einer Herz- und Lungentransplantation Veränderungen in ihrem Geschmacksempfinden sowie ihren Gewohnheiten und Ansichten erfahren hat: Heißhunger auf Nahrungsmittel, die sie zuvor überhaupt nicht mochte, neue Lieblingsfarben oder ein deutlich impulsiveres Betragen.[95] 74 weitere Fälle hat der Kardiologe Paul Pearsall 2002 dokumentiert, davon 10 Fallprofile in einem Artikel veröffentlicht.[96] Bei vielen dieser Verhaltens- oder Persönlichkeitsänderungen sind Merkmale der Spender auf die Empfänger übergegangen: Vom Klassik- zum Pop-Liebhaber, vom Antialkoholiker zum Biertrinker, intuitiver Zugang zur Familie der Spender, Gefühle der Verbundenheit mit dem Spender. Versuche, derartige Veränderungen durch Immunsuppression oder sonstige Medikation zu erklären, muten reduktionistisch an und reichen an das Phänomen nicht hin.

(4) Weitere Vorbehalte eher grundsätzlicher Art betreffen die philosophischen Implikationen wie z.B. das bei Transplantationen zugrunde liegende Menschenbild sowie die Grenzen einer utilitaristischen Ethik. Diese Einsprüche werden in den beiden nachfolgenden Abschnitten dieses Kapitels besprochen.

Insgesamt stellt sich auf der Empfängerseite der Nutzen keineswegs so ungeschmälert dar, dass man über diese Einschränkungen und Vorbehalte stillschweigend hinweg gehen könnte. Insofern ist die Anerkennung des mutmaßlichen Nutzens durchaus zu relativieren. Dies gilt insbesondere mit Blick auf mögliche Alternativen wie innovative chirurgische Verfahren in der Herzmedizin, durch welche inzwischen selbst einer

Herzinsuffizienz wirksam begegnet werden kann: Die Maßnahmen reichen von erweiterten Ansätzen für Bypass- und Herzklappen-OPs wie die Rekonstruktion der Mitralklappen bis hin zu vieltausendfach implantierten Pumpunterstützungssystemen, welche ursprünglich zur Überbrückung bis zu einer Transplantation gedacht waren, tatsächlich aber im Dauerbetrieb sich bewährt und entlastungsbedingt in einigen Fällen sogar zur Erholung des körpereigenen Herzens geführt haben. Eine weitere Alternative stellen etwa Zelltherapien dar, die auf die Wiederherstellung der Funktion des körpereigenen Organs abzielen.

Die schwergewichtigeren Argumente gegen die Praxis der Organtransplantationen liegen jedoch klar auf der Seite des **Spenders**:

(A) Der Dreh- und Angelpunkt in der Kontroverse um die Bewertung der Organentnahmen besteht in der Frage, inwiefern der Organspender zum Zeitpunkt der Entnahmeprozedur tatsächlich tot ist. Die gesetzlichen Rahmenbedingungen setzen den Tod des Spenders vor einer möglichen Organentnahme voraus. Diese Bedingung gilt im kategorischen Sinn, keineswegs nur aus pragmatischen Gründen der Rechtssystematik oder des Verfassungsrechts. Die dead donor rule bedeutet, dass Organentnahmen ausschließlich *post*mortal, also *nach* Eintritt des Todeszustands erfolgen dürfen – nicht etwa mortal, d.h. lediglich in irgendeiner Weise bezogen auf den Tod, die Todessequenz oder den Sterbeprozess. Unter dieser Maßgabe sind die gesetzlichen Regelungen zur Organtransplantation überhaupt erlassen worden, wie die Erwägungsgründe zeigen.

Nur unter der Voraussetzung des spenderseitigen Todes besteht die breite Akzeptanz für Organspenden in der Öffentlichkeit. Oder umgekehrt: Ohne dass der Tod des Organspenders als Vorbedingung erfüllt ist, gibt es keine rechtliche Grundlage für Organtransplantationen, und kann es sowohl verfassungsrechtlich als auch naturrechtlich gar nicht geben.

Ohne den definitiven Tod des Spenders, gibt es auch keine Akzeptanz in der Öffentlichkeit. Ohne den definitiven Tod des Spenders ist die dem Transplantationswesen zugrunde liegende Nutzen-Schaden-Abwägung, Menschen helfen zu können, ohne den Spendern zu schaden, hinfällig. Ohne den definitiven Tod des Spenders ist auch aus kirchlicher Sicht eine Organentnahme definitiv unzulässig, wie sowohl Johannes Paul II. als auch Benedikt XVI. klargestellt[97] haben und wie es auch aus dem Tötungsverbot des Dekalogs hervorgeht. Bei fehlender definitiver Gewissheit müsse das Prinzip der Vorsicht vorherrschen. Ohne den definitiven Tod des Spenders sind Organentnahmen mit den Menschenrechten und mit dem Naturecht nicht zu vereinbaren.

Nun aber sind evidentermaßen weder das überkommene Hirntod-Konzept noch die Herztod-Praxis gemäß den DCD-Protokollen, wie in den vorangegangenen Kapiteln dargelegt, mit dem real effektiv eingetretenen Tod gleichzusetzen. Auf Basis der angemeldeten und sowohl empirisch als auch konzeptionell dargelegten Zweifel ist die derzeitige Praxis der Organentnahme nicht als postmortale Entnahme anzusehen. Die Organe werden aus Sterbenden entnommen. Ein solches Vorgehen aber ist nicht akzeptabel – keineswegs nur weil dies einen Dammbruch in Sachen Lebensrecht und Lebensschutz bedeuten würde: Es ist nicht akzeptabel für jeden konkreten Einzelfall.

(B) Es ist unklar, welche Innenerfahrungen für den Organspender mit der künstlichen Dissoziierung seines Todeseintritts, mit der Prozedur der Organentnahme und insbesondere mit der Perfusion verbunden sind. Die mit Beginn der Explantations-OP und bei der Perfusion gezeigten Reaktionen stellen Symptome dar, wie sie vergleichbar bei heftigsten Schmerzreizen auftreten. Die Phänomene wie der sehr starke Anstieg von Blutdruck und Herzfrequenz sowie die Ausschüttung von Hormonen wie in extremen Stress-Situationen müssen als Indizien ernst genommen werden. Deren Relativierung, als seien sie nicht mehr als automatische Reflexe, erfolgt lediglich theoriegetrieben vom Hirntod-Konzept her, ohne empirische Begründung oder Plausibilisierung der Phänomene.

Selbst die Tatsache, dass die Funktionen des Gehirns vollständig erloschen sein mögen – nicht einmal dies ist in vielen Fällen aufgrund unzureichender Tests und nachgewiesener signifikanter Fehlerquoten im Vergleich apparativer zu konventionellen Testergebnissen der Fall – ist nicht hinreichend dafür, eine wie auch immer geartete Wahrnehmung im Sinne eines Erleidens der zugefügten Geschehnisse auszuschließen. Lediglich ein empirisches Ich, ein Bewusstsein im Sinne cortexbasierender höherer Hirnfunktionen kann plausibel ausgeschlossen werden.

Doch sowenig der Organismus in seiner integrativen Funktion gänzlich oder auch nur überwiegend vom Gehirn abhängt, sowenig erscheint es plausibel, den Leib des Organspenders als beeinträchtigungsunfähigen Leichnam behaupten zu wollen. Die erhaltene Funktionsfähigkeit des Zentralen Nervensystems sowie weiterer dezentraler Nervenzentren und der Organe legen eine andere Bewertung nahe. Zufügung und Erleiden gelten mindestens in einem analogen Sinn. Wenn man also die wahrnehmbaren Phänomene ernst nimmt, stellen diese sehr wohl empirische Indizien dafür dar, die heftigen Reaktionen im Sinne zugefügten Schadens auszulegen. Die Evidenz dafür erscheint weitaus höher als für eine gegenteilige Annahme.

(C) Unklar bleibt ebenso, welche Bedeutung die zugefügte künstliche Dissoziierung des Todeseintritts, die Prozedur der Organentnahme und insbesondere die Perfusion für die Nahtoderfahrungen des Organspenders haben, deren physiologische Basis nicht abschließend geklärt ist. Keineswegs sind Nahtoderfahrungen auf den Zustand vorhandener Hirnfunktionen einzugrenzen. Vielmehr entziehen sich diese Erfahrungen, zumal im fortgeschrittenen Stadium, jeglichem empirischem Zugriff.

Es ist zu bedenken, dass bei Nahtoderfahrungen reanimierter Patienten auch negative Erlebnisse im Sinne von Höllen- oder bildlichen Feuererfahrungen berichtet worden sind. Die Nähe zur Schwelle des Todes ist von einigen Reanimierten als positives, von anderen als negatives Erlebnis wahrgenommen und berichtet worden. In jedem Fall stellten diese Nahtoderfahrungen Ich-Erfahrungen höchster Intensität dar.

Durch die Prozedur der Explantation, durch das Aufschneiden des Körpers und die übrigen präparativen Maßnahmen sowie insbesondere durch die Perfusion geschieht eine signifikante Zufügung (im negativsten Sinn) noch vor dem Zusammenbruch des Herz-Kreislauf-Systems und im Zustand weitgehender Funktionsfähigkeit des Zentralen Nervensystems und vieler dezentraler neuronaler Schaltstellen sowie funktionierender Organe. Es gibt also eine ernstzunehmende evidenzgestützte Basis für die Annahme, dass OP-Prozedur und Perfusion einen zugefügten Schaden für den Organspender bedeuten, dessen Ausmaß sogar erheblich sein kann.

(D) Eine Beeinträchtigung des Organspenders findet in der Praxis auch vor der Explantations-OP, sogar vor der Hirntod-Diagnose statt – auch wenn es diese von der Theorie her nicht geben dürfte. Diese Beeinträchtigung besteht in Maßnahmen zur Spenderdisponierung mit Blick auf die spätere Organverwertung und umfasst etwa die Verabreichung von Antibiotika, um mögliche Schädigungen von Organen fernzuhalten, oder etwa das Vorenthalten sedierender Medikamente, weil bei deren Verabreichung die Hirntod-Tests zu fehlerhaften Ergebnissen führen würden und nicht durchgeführt werden könnten. Auch die Typisierung eines Patienten als potentieller Organspender aus medizinischer Sicht im Rahmen der Anamnese zum obligatorischen meldeverfahren stellt einen wenn auch indirekten Übergriff dar.

Als Ergebnis aus diesen sowohl spenderseitigen als auch empfängerseitigen Erwägungen ist Festzuhalten: Für sog. postmortale Organentnahmen fehlt jede Basis. Das Kalkül, durch die Maßnahme einer Organtransplantation den Nutzen eines Kranken zu mehren, ohne dem Organspender Schaden zuzufügen, geht nicht auf. Die ungeprüfte Voraussetzung, dass Organentnahmen zu Transplantationszwecken grundsätzlich gut und richtig sind, eine ehrenwerte Sache, ist in keiner Weise zu halten.

Die Worte von Hans Jonas haben nichts von ihrer Aktualität verloren: «Die Grenzlinie von Leben und Tod ist nicht mit Sicherheit bekannt und eine Definition kann Wissen nicht ersetzen. Der Verdacht ist nicht grundlos, dass der künstlich unterstützte Zustand des komatösen Patienten immer noch ein Restzustand von Leben ist [...] D.h., es besteht Grund zum Zweifel daran, dass selbst ohne Gehirnfunktion der atmende Patient vollständig tot ist. In dieser Lage unaufhebbaren Nichtwissens und vernünftigen Zweifels besteht die einzig richtige Maxime für das Handeln darin, nach der Seite vermutlichen Lebens hinüberzulehnen. Daraus folgt, dass Eingriffe, wie ich sie beschrieb, der Vivisektion gleichzuachten sind und unter keinen Umständen an einem menschlichen Körper stattfinden dürfen, der sich in diesem äquivoken oder Schwellen-Zustand befindet.»[98]

Wie würden sich die Menschen wohl in der Frage der Organspende entscheiden, wenn ihnen die genannten Vorbehalte und Einsprüche vor Augen stehen würden, und sie diese Risiken miterwägen würden?

das zugrunde liegende Menschenbild

Wenn man Transplantationen vornimmt und zu diesem Zweck Organe aus Organismen entnimmt, dann geht damit eine bestimmte Sicht auf den Menschen einher. Ein Organ zu entnehmen und einem anderen Menschen einzupflanzen, setzt voraus, dass sowohl Spender- als auch Empfängerorganismus nach dem Modell Teil-Ganzes verstanden werden. Erst wenn man den Menschen als Summe seiner Teile auffasst, ist es nachvollziehbar, einzelne Organe aus einem fremden Organismus in einen Empfängerorganismus einzusetzen.

Dabei wird vorausgesetzt, dass ein einzelnes Organ eine vom Organismus grundsätzlich separierbare Funktionseinheit darstellt. Nur in diesem Fall ließe sich überhaupt annehmen, dass ein implantiertes Organ fremder Herkunft wie ein Ersatzteil in einen Zielorganismus eingesetzt werden, dass dieses im Empfängerorganismus seine Funktion ausüben kann und dass es vom Wirtsorganismus toleriert oder sogar integriert wird. Dies ist jedoch nicht der Fall. Der Wirtsorganismus stößt das Organ fremder Herkunft regelmäßig ab und geht vermittels des Immunsystems gegen den Fremdkörper vor. Daher sind Transplantationen stets mit dem Einsatz starker Immunsuppressiva verbunden, um die natürlichen Abwehrreaktionen stets aufs neue auszuschalten und so eine zumindest gewisse scheinbare Toleranz künstlich zu erzwingen. Offenbar also sind körperfremde natürliche Organe nicht integrierbar und bleiben dauerhaft abzustoßende Fremdkörper.

Die Immunreaktion zeigt auf anschauliche Weise, dass das Modell Teil-Ganzes nicht auf die Wirklichkeit eines lebendigen Organismus angewendet werden kann, weil es diesem nicht gerecht wird. Das Modell einer im Prinzip mechanischen Vorstellung entstammt der postdecartischen Ära, deren Auswirkungen in Kombination mit einer de facto materialistischen Naturauffassung insbesondere im 19. Jhd. und darüber hinaus bis fast zum Ende des 20. Jhd. wirksam geblieben sind. Ein Organismus stellt hingegen eine Ordnung eigenen Typs dar, von wesentlich anderer Qualität, als dass das Modell Teil-Ganzes diesem gerecht werden könnte.

Der Organismus ist in erster Linie als eine Einheit konstituiert, die sich als biologisch-dynamisches System beschreiben lässt. Die höheren Komplexitätsebenen des lebendigen Organismus ruhen auf den zu integrierenden Stufen des Lebendigen (welche ihrerseits Lebendige sind) auf, ohne dass das Leben auf diesen zugrunde liegenden, zu integrierenden Ebenen dadurch aufgehoben oder auch nur beschränkt würde. So ist Leben auf diesen unterschiedlichen Ebenen innerhalb eines einzigen Organismus sehr wohl zu unterscheiden, nicht aber real voneinander zu trennen, weil die unterschiedlichen Ebenen des Lebendigen vielfach ineinander verschränkt sind. Von dieser Einheit des Organismus her sind die Subsysteme reguliert. Die einzelnen biologischen Elemente sind auf ihren Beitrag für die Konstitution des Organismus ausgerichtet. Von unten nach oben wird Leben auf höherer Komplexitätsebene ermöglicht (Emergenz), von oben nach unten werden die vielen Teilsysteme und einzelnen Zellen integriert, ausgerichtet und reguliert. Auf dieser Basis besteht der anti-entropische Wesenszug alles Lebendigen. Auf einen höheren Organismus wie den menschlichen trifft dies in hervorragender Weise zu.

Die Ganzheit des menschlichen Organismus ist weder das Resultat noch ein emergentes Epiphänomen von zusammengesetzten Teilen, sondern geht den Subsystemen integrierend und regulierend voraus. Der Organismus stellt ein biologisch-lebendiges System dar, in welchem auf verschiedenen Ebenen diverse Subsysteme unterschiedlicher Komplexitäts- und Organisationsgrade verschränkt existieren, ohne dass deren Eigensein als Lebendiges dadurch aufgehoben würde: Körperzellen als einzelne und in ihrem Zusammenwirken, Organe und Organsysteme, Symbionten. In einer derartigen Verschränkung existiert der Organismus als Organismus, der somit keine Summe von Teilen darstellt. Die Einheit eines Organismus, der in-über allem als eine eigene Form des Lebendigen konstituiert wird, ist vielmehr im Sinne einer Viel-Einheit, als eine Einheit in Mannigfaltigkeit zu bestimmen.

Einem derartigen Organismus-System einzelne Organe einoperieren zu wollen, mag zwar vordergründig chirurgisch-technisch funktionieren – allerdings nur um den Preis der Unterdrückung des Immunsystems, welches in biologischer Hinsicht die Inkompatibilität unterstreicht. Ein solches Vorgehen wiederspricht dem Wesen des Menschen als höherem Organismus, dessen Existenzweise mit der seiner Organe verschränkt ist. Ein wenn auch funktionsverlustiges Organ durch ein natürliches Fremdorgan, das einem anderen Organismus entstammt, zu ersetzen, reicht bedeutend tiefer als der Einsatz einer Prothese, die nicht mehr als eine äußerlich bleibende Stütze darstellt. Ein solcher Ansatz erhebt den Anspruch, Organe vom Organismus zumindest im Prinzip trennen zu können. Insofern eignet einem derartigen Ansatz eine gewisse Tendenz zum Materialismus. Dieser aber ist Ausdruck einer Biologie auf der Stufe des 19. Jhd.

In einer gewissen Weise erscheint die Organtransplantation typisch für die westliche Schulmedizin konventioneller Art, die in erster Linie von einem primär univoken und monokausalen Fokus geprägt ist und von der biologisch gegebenen Ganzheit des organischen Systems weithin absieht – im Unterschied zu sog. ganzheitlichen Ansätzen und naturheilkundlichen Traditionen aller Kontinente. Auch die europäische Medizin verfügt über ganzheitliche Traditionsstränge. Ebenso zeichnen sich einige innovative Entwicklungen in der wissenschaftlichen Medizin durch ihren systemisch-ganzheitlichen Fokus aus. Die Zelltherapie etwa sucht nach Methoden, um Organe zu kurieren statt diese auszutauschen.

Der Ansatz, in einen Organismus aus einem anderen Organismus entnommene Organe als neue Teile einzusetzen, läuft der Disposition des Organismus in dem, was einen Organismus ausmacht, wesentlich zuwider. Insofern stellt dieser Ansatz einen Reduktionismus dar, der dem Wesen des Menschen auch auf der anthropologischen Ebene widerspricht. Der Leib ist Ausdruck der Person, die in ihm zur Darstellung kommt. Die Persongebundenheit des Leibes ist um so ausgeprägter, je höher die Integrationsebene im Organismus ist. Organe stellen derart höhere Integrationsebenen dar und sind gemäß der Ordnung der Natur somit nicht übertragbar.

Auch spenderseitig ist das mit der Organtransplantation einhergehende Menschenbild kritisch zu hinterfragen. Die Vorstellung von einem dissoziierten Tod, in mechanistischen Vorstellungen vom Aufbau des Lebendigen verwurzelt, widerspricht den assoziierten Abläufen in der Kausalkette beim Erlöschen des Lebens eines Lebendigen (Todessequenz). Die Grenzen vom Leben zum Tod können nicht dissoziiert überschritten werden, weil der Mensch selbst infolge der verschränkten Seinsweise des Organismus nicht dissoziiert aufgebaut ist. Funktionsverluste einzelner Organe, auch jener des Gehirns, bedeuten noch nicht selbst den Tod – sie führen lediglich zum Erlöschen des Lebens, wenn die finale Kausalkette der Todessequenz in der Endphase des Sterbeprozesses den gesamten Organismus erfasst.

Würde ein – künstlich dissoziierter – Funktionsverlust eines einzelnen Organs bereits den Tod des Menschen bedeuten, so müsste der Mensch mit diesem Organ identisch sein. Alle übrigen Körperteile wären auf die Ebene des Instrumentellen oder Akzidentellen reduziert. Tatsächlich aber existiert der Mensch in der Gestalt eines verschränkten Organismus. Der Tod des ganzen Menschen kann sich nicht beschränkt auf einen Teilbereich dieses Menschen ereignen, weil ein Mensch nicht dissoziiert aufgebaut ist, sondern organismisch. Daher kann es keinen Stockwerkstod geben, demzufolge der Mensch als solcher bereits tot wäre, wenn nur seine proprietären Gehirnfunktionen erloschen sind. Dies würde auf einen Dualismus zwischen Gehirn und Restkörper hinauslaufen.

Ein Zustand nahe am Beginn des finalen Sterbeprozesses, in dem das Leben in 3% des Organismus erloschen ist, 97% des Organismus aber durchaus funktionstüchtig und von der Todeskaskade noch nicht erfasst sind, kann nicht als Zustand des Todes angesehen werden, weil nicht nur gewisse Körperteile den Sitz des Lebens ausmachen, sondern der Organismus als Systemganzheit lebendig ist. Also muss, um sinnvoll vom Tod eines Organismus sprechen zu können, das Leben entlang des gesamten Organismus erloschen sein. «Passing away» durch die erlöschende Sauerstoff-Versorgung der Zellen infolge des Herz-Kreislauf-Zusammenbruchs sowie «Deanimation» als entscheidender Wendepunkt, der den Verlust der anti-entropischen Fähigkeit bedeutet, zeigen kritische Bereiche an, welche die Grenzen zwischen Leben und Tod markieren. Der Funktionsverlust des Gehirns hingegen stellt keinen derartigen Einschnitt dar. Daher ist das Hirntod-Konzept als Todeskriterium inadäquat und kann nicht sinnvoll angewendet werden, weil die Annahmen der Realität nicht entsprechen.

man darf nicht alles, was man zu können meint

Die aufgezeigten Gegenargumente, Vorbehalte und Einschränkungen machen es erforderlich, die ethische Basis für Organtransplantationen neu zu bewerten: Das Kalkül, schwerkranken Menschen lebendfrische Organe einpflanzen zu können, die aus toten Spendern stammen würden, geht nicht auf. Entweder ist der betreffende Patient doch noch nicht tot im eigentlichen Sinn, dann ist es nicht legitim, die Organe aus seinem Leib zu entnehmen, der zu jenem Zeitpunkt noch immer ein Sterbender und kein Leichnam ist. Oder aber er ist tot, dann sind in diesem fortgeschrittenen Stadium die Organe für Transplantationszwecke unbrauchbar geworden. Auch auf Empfängerseite sind Vorbehalte und Einschränkungen sowohl praktischer als auch grundsätzlicher Art deutlich geworden.

Offenbar stellen Transplantationen von Organen natürlicher Herkunft keinen tragfähigen Ansatz dar, auch wenn sie von der chirurgischen und pharmazeutischen Seite her technisch möglich sind. Für die Behandlung von Patienten sind daher verstärkt Alternativen zu erschließen, wie sie sich in innovativen chirurgischen Verfahren, künstlichen Prothesen und Maßnahmen zur Wiedergewinnung der Funktionsfähigkeit versagender Organe in jüngster Zeit abzeichnen.

Der notwendige Paradigmenwechsel schließt (1) Behandlungsmuster in der medizinischen Praxis ebenso ein wie (2) eine konzeptionelle Anpassung unter Medizinern, was unter «tot» gemäß dem «Stand der Erkenntnisse der medizinischen Wissenschaft» (§3 Abs.1 TPG) zu verstehen ist, so dass das Hirntod-Konzept als Todeskriterium für nicht tragfähig erklärt wird. (3) Auch auf der Ebene der persönlichen Haltung und der gesellschaftlichen Werte ist der Paradigmenwechsel zu vollziehen, von einem mechanistischen zu einem konsequent organismischen Verständnis zu gelangen. Dabei gilt es, jedem Lebendigen Respekt entgegenzubringen statt Herrschaft über das Leben auszuüben.

Einen Paradigmenwechsel zu vollziehen, zumal auf gesellschaftlicher Ebene, umfasst komplexe Prozesse, die nur begrenzt gezielt herbeigeführt werden können. In der Praxis wird man sich auf Maßnahmen zur Information und Willensbildung konzentrieren müssen. Abseits von Maßnahmen im großen geht es insbesondere um die Umsetzung dessen, was jeder einzelne tun kann: (1) Zur Information und Aufklärung beizutragen und (2) sich nicht selbst als Organspender zur Verfügung zu stellen, was auch einschließt, im Fall der Fälle keine Fremdorgane für sich selbst anzunehmen.

Epilog: Ich sage «nein zur Organspende», weil

es aus Achtung vor dem Leben eines Menschen nicht legitim ist, die Organe aus seinem Leib zu entnehmen, der zu jenem Zeitpunkt noch immer ein Sterbender und kein Leichnam ist.

1. Das de facto falsifizierte Hirntod-Konzept bietet keine tragfähige Basis, um den Tod zu bestimmen. Die Vorstellung von einem dissoziiert eintretenden Tod widerspricht den assoziierten Abläufen in der Kausalkette, die zum Erlöschen des Lebens führt (Todessequenz). Die Grenzen vom Leben zum Tod aber können nicht dissoziiert überschritten werden, weil der Mensch in der Gestalt eines verschränkten Organismus existiert, nicht dissoziiert als Summe von separierbaren Teilen aufgebaut ist, sondern organismisch integriert. Daher kann sich der Tod eines Menschen nicht beschränkt auf einen Teilbereich ereignen. Es kann keinen Stockwerkstod geben, demzufolge der Mensch als solcher bereits tot wäre, wenn nur seine proprietären Gehirnfunktionen erloschen sind. Dies würde einen Dualismus zwischen Gehirn und Restkörper bedeuten. Der Mensch aber ist nicht auf sein Gehirn zu reduzieren, sein Leben nicht mit dem Vorhandensein von Gehirnfunktionen gleichzusetzen.

Die Eigenschaft «tot» bezeichnet keinen graduell verwirklichten Zustand, so dass ein Mensch irgendwann «tot genug» für eine Organentnahme sein könnte, bevor die Lebensvollzüge nicht vollends erloschen sind, und dieser Leib nicht mehr «sein Leib» ist.

2. Mag der betreffende Mensch auch kein cortexvermitteltes empirisches Ich mehr besitzen, so ist dennoch keineswegs

davon auszugehen, dass man ihm keinen Schaden zufügen würde.

Es ist unklar, welche Innenerfahrungen für den Organspender mit der künstlichen Dissoziierung seines Todesübergangs, mit der Prozedur der Organentnahme und insbesondere mit der Perfusion verbunden sind. Die mit Beginn der Explantations-OP und bei der Perfusion gezeigten physiologischen Reaktionen stellen Symptome dar, wie sie normalerweise bei heftigsten Schmerzreizen auftreten. Die Phänomene wie der sehr starke Anstieg von Blutdruck und Herzfrequenz sowie die Ausschüttung von Hormonen wie in extremen Stress-Situationen müssen als Indizien ernst genommen werden.

Sowenig der Organismus in seiner integrativen Funktion gänzlich oder auch nur überwiegend vom Gehirn abhängt, sowenig erscheint es plausibel, den Leib des Organspenders als einen beeinträchtigungsunfähigen Leichnam ansehen zu können. Die erhaltene Funktionsfähigkeit des Zentralen Nervensystems sowie dezentraler Nervenzentren und der Organe legen eine andere Bewertung nahe. Die Reaktionen auf die Zufügungen lassen sich nicht auf die Ebene automatischer Reflexe reduzieren. Zufügung und Erleiden gelten mindestens in einem analogen Sinn. Wenn man also die wahrnehmbaren Phänomene ernst nimmt, stellen diese sehr wohl empirische Indizien dafür dar, die heftigen Reaktionen im Sinne zugefügten Schadens auszulegen. Die Evidenz dafür erscheint weitaus höher als für eine gegenteilige Annahme.

Unklar bleibt ebenso, welche Bedeutung die zugefügte künstliche Dissoziierung des Todesübergangs, die Prozedur der Organentnahme und insbesondere die Perfusion für die Nahtoderfahrungen des Organspenders haben, deren physiologische Basis nicht abschließend geklärt ist. Keineswegs sind Nahtoderfahrungen auf den Zustand vorhandener Hirnfunktionen einzugrenzen. Vielmehr entziehen sich diese Erfahrungen, zumal im fortgeschrittenen Stadium, jeglichem empirischem Zugriff.

Durch die Prozedur der Explantation, durch das Aufschneiden des Körpers und die übrigen präparativen Maßnahmen sowie insbesondere durch die Perfusion geschieht eine signifikante Zufügung (im negativsten Sinn) noch vor dem Zusammenbruch des Herz-Kreislauf-Systems und im Zustand weitgehender Funktionsfähigkeit des Zentralen Nervensystems, vieler dezentraler neuronaler Schaltstellen sowie funktionierender Organe. Es gibt also eine ernstzunehmende evidenzgestützte Basis für die Annahme, dass OP-Prozedur und Perfusion einen zugefügten Schaden für den Organspender bedeuten, dessen Ausmaß sogar erheblich sein kann.

3. Der Organismus eines Menschen stellt eine verschränkte, integrierte organische Einheit dar, welche von wesentlich anderer Qualität ist, als es im quantitativ-partitiven Modell Teil-Ganzes erfasst werden kann. Je höher die Integrationsebene, desto ausgeprägter ist das Maß der Verschränkung. Organe sind in einer derart umfassenden Weise mehr als nur äußerlich-funktional mit dem Organismus verschränkt, dass ihr Personbezug prägend bleibt. Transplantierte Organe werden lebenslänglich durch den Empfängerorganismus als Fremdkörper abgestoßen. Körperfremde natürliche Organe sind in einem Empfängerorganismus nicht integrierbar, weil Empfängerorganismus und Organe zueinander inkompatibel sind.

Ein Organ fremder Herkunft kann nicht wie ein mechanisches Ersatzteil in einen Zielorganismus eingesetzt werden, so dass dieses im Empfängerorganismus einfach seine Funktion ausüben könnte und dass es dabei von diesem Wirtsorganismus toleriert oder sogar integriert würde. Das Immunsystem richtet sich gegen das implantierte Organ und geht aktiv gegen dieses vor. Nur um den Preis der Unterdrückung des Immunsystems wird eine gewisse scheinbare Toleranz künstlich erzwungen. Die Immunreaktion unterstreicht auf anschauliche Weise, dass das Modell Teil-Ganzes nicht auf die Wirklichkeit eines lebendigen Organismus angewendet werden kann.

Der Ansatz, in einen Organismus aus einem anderen Organismus entnommene Organe als neue Teile einzusetzen, läuft der Disposition des Organismus wesentlich zuwider. Insofern stellt dieser mechanistische Ansatz einen Reduktionismus dar, der dem Wesen des Menschen auch auf der anthropologischen Ebene widerspricht. Der Leib ist Ausdruck der Person, die in ihm zur Darstellung kommt. Die Persongebundenheit innerhalb des Leibes ist um so ausgeprägter, je höher die Integrationsebene im Organismus ist. Organe stellen derart höhere Integrationsebenen dar und sind gemäß der Ordnung der Natur an sich nicht übertragbar.

4. Das abwägende Kalkül, durch die Maßnahme einer Organtransplantation den Nutzen eines Kranken zu mehren, ohne dem Organspender Schaden zuzufügen, geht nicht auf. Weder ist der Spender tot, noch der Empfänger mit dem eingepflanzten Organ biologisch kompatibel. Der Vorgang einer vorgeblich postmortalen Transplantation läuft der Ordnung der Dinge zuwider. Dem Übel der Krankheit des Empfängers darf nicht durch eine Methode begegnet werden, die auf Spenderseite ein Übel einschließt.

Vor die Entscheidung gestellt, für oder gegen die Organentnahme zu votieren, sei es den eigenen Leib betreffend oder jenen eines Angehörigen, an dessen Stelle man notgedrungen die Entscheidung treffen muss, kann es nur einen Weg geben. Die Verantwortung für das anvertraute eigene oder fremde Geschick ist zu groß ist, als den Leib unter den Bedingungen der Explantationsprozedur Ärzten zum Ausschlachten zu überlassen.

In Verantwortung vor Gott, der Welt und den Menschen darf die Entscheidung der praktischen Vernunft nur lauten, «nein zur Organspende» zu sagen.

Anmerkungen

[1] Jörres, R.A.: Entstehung arbeitsteilig differenzierter multizellulärer Organismen durch Selektion. Eine Modellanalyse (Stand 2010)

[2] Adl, Sina M. et al.: The New Higher Level Classification of Eukaryotes with Emphasis on the Taxonomy of Protists, in: The Journal of Eukaryotic Microbiology 52 (2005) 399-451

[3] Studien von Patrick O. Brown und Chana Palmer von der Stanford University School of Medicine haben gezeigt, wie jedes Baby von Anfang an eine sehr persönliche Bakterienflora aufwies, die sich zwar mit der Zeit veränderte, aber immer ein unverkennbar individuelles Profil beibehielt.

[4] vgl. 2012 präsentierte Studienergebnisse des 2007 durch das National Institutes of Health initiierten Human Microbiome Project (HMP)

[5] Schumacher, Thomas: Biodiversität, in: ders.: Fortpflanzung stop! Was tun, wenn der Mensch die Erde auffrisst, München 2011, S. 201

[6] J. Maynard Smith: Biologie. Probleme – Themen – Fragen. Basel 1992

[7] E. Mayr: Die Entwicklung der biologischen Gedankenwelt. Vielfalt, Evolution und Vererbung, Berlin 1984, S. 43

[8] Toellner/Hadot/Piepmeier et al.: Leben, in: Historisches Wörterbuch der Philosophie 5 (1980) 52-103

[9] Platon: Phaidon 105b

[10] Aristoteles: perí psychés/de anima, Bücher II und III

[11] Platon: Phaidros 245c; Nomoi 895-896

[12] Aristoteles: perí psychés/de anima II, 412a; 413a; 415b

[13] Aristoteles: Metaphysik 1074 b 34

[14] Platon: Gorgias 493a2-3. Die dem griechischen Wortspiel sōma – sēma zugrundeliegende Äußerung geht wahrscheinlich auf Pythagoras zurück. Ähnlich klingt das Motiv im Phaidon 82e an, wo die Seele als an den Körper gefesselt gewertet wird. Daher ist sie gezwungen, die Welt wie durch Gitterstäbe wahrzunehmen, obgleich sie selbst zur unmittelbaren Wahrnehmung fähig wäre, wenn sie nicht an Körper gebunden wäre.

[15] In Platon's Dialog Phaidon geht der zum Tode verurteilte Sokrates hochgemut seinem Schicksal entgegen und tröstet aufgrund seiner Überzeugung von der Unsterblichkeit der Seele seine betrübten Freunde.

[16] Thomas von Aquin: Summa theologiae I q 18

[17] Kerr/Winterford /Harmon: Apoptosis. Its significance in cancer and cancer therapy, in: Cancer 73 (1994) 2013-2026

[18] Patzelt, Dieter: Die Hirntodproblematik aus rechtsmedizinisch-biologischer Sicht, in: Höglinger/Kleinert (Hgg): Hirntod und Organtransplantation, Berlin 1998, 17-24; Nuland, Sherwin: Wie wir sterben, München 1994

[19] Homer: Ilias 9,158

[20] Hesiod: Theogonie 212

[21] Homer: Ilias 23,71

[22] Hügli, Anton: Tod, in: Historisches Wörterbuch der Philosophie 10 (1998) 1227-1242, hier 1229; Hooff, Anton van: Thanatos und Asklepios. Wie antike Ärzte zum Tod standen, in: Schlich/Wiesemann: Hirntod. Zur Kulturgeschichte der Todesfeststellung, Frankfurt 2001, 85-101

[23] Schellong, Sebastian M.: Die künstliche Beatmung und die Entstehung des Hirntodkonzepts, in: Schlich/Wiesemann: Hirntod. Zur Kulturgeschichte der Todesfeststellung, Frankfurt 2001, 187-208

[24] Mollaret, Pierre / Goulon, Maurice: Le Coma dépassé, in: Revue Neurolo-gique 101 (1959) 3-15. Die beiden Neurologen verwendeten den Begriff des «Coma dépassé» bereits 1966 bei einem Kolloquium in Marseille zum Thema «Sur les états frontières entre la vie et la mort». Auch war der Artikel von Mollaret/Goulon in der Revue Neurologique keineswegs der erste, der das Phänomen beschrieb. Tatsächlich erschien der Artikel von M. Jouvet kurz zuvor: «Diagnostic électro-sous-corticographique de la mort du système nerveux central au cours de certains comas» in: Electroenze-phalography and Clinical Neurophysiology 11 (1959) 805-808. Für die Rezeption allerdings wurde der Artikel von Mollaret/Goulon maßgeblich.

[25] Kommission für Reanimation und Organtransplantation der Deutschen Gesellschaft für Chirurgie: Todeszeichen und Todeszeitbestimmung, in: Der Chirug 39 (1968) 196-197

[26] A definition of irreversible coma. Report of the ad hoc committee of the Harvard Medical School to examine the definition of brain death, in: Journal of the American Medical Association 205 (1968) 337-340 (vom 5. August 1968). Zur Entstehungsgeschichte dieses Reports vgl. Giacomini, Mita: Change of Heart and a Change of Mind? Technology and the Redefinition of Death in 1968, in: Social Science and Medicine 44 (1997) 1465-1482

[27] Report S.337

[28] Wiesemann, Claudia: Notwendigkeit und Kontingenz. Zur Geschichte der ersten Hirntod-Definition der Deutschen Gesellschaft für Chirurgie von 1968, in: Schlich/Wiesemann: Hirntod. Zur Kulturgeschichte der Todesfest-stellung, Frankfurt 2001, 209-235; Machado, Calixto et al.: The concept of brain death did not evolve to benefit organ transplants, in: Journal of Medical Ethics 33 (2007) 197-200

[29] Belkin, Gary: Brain death and the historical understanding of bioethics, on: Journal if the History of Medicine and Allied Sciences 58 (2003) 325–361

[30] Jonas, Hans: Gehirntod und menschliche Organbank. Zur pragmatischen Umdefinierung des Todes, in: Technik, Medizin und Ethik. Zur Praxis des Prinzips Verantwortung, Frankfurt am Main 1985, 233; orig. engl. «Against the stream. Comments on the definition and redefinition of death», in: Philosophical Essays. From ancient creed to technological man, New York 1974, 132-140; ders.: Reflections on human experimentation, in: Daedalus 98 (1969) 243-245

[31] Linke, Detlev Bernhard: Hirnverpflanzung. Die erste Unsterblichkeit auf Erden, Hamburg 1993, 115

[32] The Quality Standards Subcommittee of the American Academy of Neurology: Practice parameters for determining brain death in adults (summary statement), in: Neurology 45 (1995) 1012–1014

[33] http://bioethics.georgetown.edu/pcbe/reports/past_commissions/defining_death.pdf

[34] «We have concluded that, in light of the ever increasing powers of biomedical science and practice, a statute is needed to provide a clear and socially-accepted basis for making determinations of death» – Brief des Kommissions-Vorsitzenden Morris B. Abram an den US-Präsidenten sowie an den Sprecher des Repäsentantenhauses, der offiziellen Publikation «Defining Death. Medical, Legal and Ethical Issues in the Determination of Death» vom 9. Juli 1981 vorangestellt.

[35] Ebd. «Defining Death» S. 34

[36] Mohandas, Ambat/Chou, Shelly N.: Brain death. A clinical and pathological study, in: Journal of Neurosurgery 35 (1971) 211–218

[37] Criteria for the diagnosis of brain stem death. Review by a working group convened by the Royal College of Physicians and endorsed by the Conference of Medical Royal Colleges and their Faculties in the United Kingdom, in: Journal of the Royal College of Physicians 29 (1995) 381–382; Neufassung des Kriterienkatalogs von 1976: Diagnosis of brain death. Statement issued by the honorary secretary of the Conference of Medical Royal Colleges and their Faculties in the United Kingdom on 11 October 1976, in: British Medical Journal (1976) 1187-1188

[38] Pallis/ Harley: ABC of Brainstem Death, London 1996

[39] Evans, David: Brain stem death is not death. Please tell relatives the truth, in: British Medical Journal vom 18.11.2010; mit Bezug auf ders: The brain stems of organ donors are not dead. Catholic Medical Quarterly 40 (1989) 113-121; und mit Bezug auf das White Paper des US President's Council on Bioethics: Controversies in the determination of death vom Dezember 2008

[40] Müller, Sabine: Revival der Hirntod-Debatte. Funktionelle Bildgebung für die Hirntod-Diagnostik, in: Ethik in der Medizin 22 (2010) 5–17

[41] Publikation als Bekanntmachung in: Deutsches Ärzteblatt 95 (1998), Heft 30 vom 24. 07.1998, Seite A-1861-1868

[42] Ebd. A-1866

[43] Linke vgl. Anm. 31

[44] Potts, Michael: A Requiem for Whole Brain Death. A Response to D. Alan Shermon's «The Brain and Somativ Integration», in: Journal of Medicine and Philosophy 26 (2001) 479-491

[45] Truog, Robert/Fackler, James: Rethinking brain death, in: Critical Care Medicine 20 (1992) 1705-1713

[46] Halevy, Amir: Beyond brain death, in: Journal of Medicine and Philosophy 26 (2001) 493-501 mit Verweis auf Grigg et al.: Electroencephalographic activity after brain death, in: Archives of Neurology 44 (1987) 948-954 und Rodin, E. et.al.: Brainstem death, in: Clinical Electroencephalography 16 (1985) 63-71

[47] Müller, Sabine: Revival der Hirntod-Debatte. Funktionelle Bildgebung für die Hirntod-Diagnostik, in: Ethik in der Medizin 22 (2010) 13-14; Zuckier/Kolano: Radionuclide studies in the determination of brain death. Criteria, concepts and controversies, in: Seminars in Nuclear Medicine 38 (2008) 262–273

[48] Wijdicks, Eelco: The case against confirmatory test for determining brain death in adults, in: Neurology 75 (2010) 77-83

[49] Greer/Varelas/Haque/Wijdicks: Variability of brain death determination guidelines in leading US neurologic institutions, in: Neurology 70 (2008) 284-289

[50] So etwa untersuchte Dr. Hermann Deutschmann in den Jahren 2000 bis 2005 224 Fälle mit ausgefertigtem Hirntod-Protokoll in Niedersachsen und zeigte, dass bei 70 dieser Fälle die Hirntod-Diagnose auf fehlerhafter Dokumentation (EEG mit Ausschlägen wurde als Null-Linien-EEG dokumentiert) oder auf diagnostischen Fehlern (z.B. Hirntod-Diagnose trotz Gabe von sedierenden Medikamenten) beruhte oder sich durch apparative Diagnose als nicht zutreffend erwies. Die betreffenden Patienten waren nicht hirntot.

[51] Einige Einzelfälle sind zusammengetragen bei Rehder, Stefan: Grauzone Hirntod. Organspende verantworten, Augsburg 2010, Kapitel 8: Auferstan-den von den (Hirn-)Toten, S.97-102

[52] Shewmon, D. Alan: Chronic «brain death», in: Neurology 51 (1998) 1538-1545

[53] Diese These formuliert und belegt auf Basis langjährig dokumentierter Patientenfälle Shewmon, D. Alan: The brain and somatic integration. Insights into the standard biological rationale for equating «brain death»

with death, in: Journal of Medicine and Philosophy 26 (2001) 457-478; ders.: Chronic «brain death». Meta-analysis and conceptual consequences, in: Neurology 51 (1998) 1538-1545; ders.: «Brain-stem death», «brain death» and death. A critical re-evaluation of the purported evidence, in: Issues in Law & Medicine 14 (1998) 125-145

[54] Repertinger Susan et al.: Long survival following bacterial meningitis-associated brain destruction, in: Journal of Child Neurology 21 (2006) 591-595

[55] Powner, David/ Bernstein Ira: Extended somatic support for pregnant women after brain death, in: Critical care Medicine 31 (2003) 1241-1249

[56] Bavastro, Paolo: Eine besondere Krankengeschichte, in: Hoff/in der Schmitten: Wann ist der Mensch tot? Organverpflanzung und «Hirntod»-Kriterium, Reinbeck 1995, 486-491; ders: Der umstrittene «Hirntod», Heidelberg 1996

[57] Shewmon, D. Alan: The brain and somatic integration, a.a.O. S.474

[58] The President's Council on Bioethics (PCBE): Controversies in the Determination of Death. A White Paper of the President's Council on Bioethics, Washington, D.C., December 2008; veröffentlicht auf http://bioethics.georgetown.edu/pcbe/reports/death/index.html

[59] Müller, Sabine: Revival der Hirntod-Debatte. Funktionelle Bildgebung für die Hirntod-Diagnostik, in: Ethik in der Medizin 22 (2010) 10-11

[60] Joffe, Ari: Are recent defenses oft the brain death concept adequate?, in: Bioethics 24 (2010) 47-53

[61] Schmidt-Jorzig, Edzard/ Klaeden, Eckhard von: Leichen bekommen kein Fieber. Die Fragwürdigkeit des Hirntod-Kriteriums, in: FAZ vom 13. Mai 1997, Nr.109, S.15

[62] Smith-Iltis, Ana/ Cherry, Mark: Death revisited. Rethinking death and the death donor rule, in: Journal of Medicine and Philosophy 35 (2010) 223-241

[63] Brierley/ Graham/ Adams/ Simpsom: Neocortical death after cardiac arrest. A clinical, neurophysiological, and neuropathological report of two cases, in: Lancet 2 (1971) 560–565

[64] Lizza, John: Persons, humanity, and the definition of death, Baltimore 2006

[65] Bernat, James: Ethical issues in neurology, Philadelphia 2008

[66] Gert/Culver/Clouser: Bioethics. a systematic approach, New York 2006, 290

[67] Hershenov, David: The death of a person, in: Journal of Medicine and Philosophy 31 (2006) 107-120

[68] McMahan, Jeff: The ethics of killing. Problems at the margins of life, Oxford 2002

[69] Veatch, Robert: The whole-brain oriented concept of death. An outmoded philosophical formulation, in: ders.: Transplantation Ethics, Washington D.C. 2000, 87-94

[70] Stoecker, Ralf: Der Tod als Voraussetzung der Organspende? in: Zeitschrift für medizinische Ethik 58 (2012) 99-116

[71] Shermon, D. Alan: Constructing the death elephant. A synthetic paradigm shift for the definition, criteria and tests for death, in: Journal of Medicine and Philosophy 35 (2010) 256-298

[72] Eurotransplant statistics

[73] Bernat, James: How the distinction between «irreversible» and «permanent» illuminates circulatory-respiratory death determination, in: The Journal of Medicine and Philosophy 35 (2010) 242-255

[74] University of Pittsburgh Medical Center: Policy and procedure manual. Management of terminally ill patients who may become organ donors after death, in: Kennedy Institute of Ethics Journal 3 (1992) A1-A15

[75] DeVita, Michael: The death watch. Certifying death using cardiac criteria, in: Progress in Transplantation 11 (2001) 58–66; DeVita/Snyder/Arnold: Observations of withdrawal of life-sustaining treatment from patients who became nonheart-beating organ donors, in: Critical Care Medicine 28 (2000) 1709–1712; Antommaria/Trotochaud/Kinlaw: Policies on donation after cardiac death at children's hospitals. A mixed-methods analysis of variation, in: Journal of the American Medical Association 301 (2009) 1902–1908

[76] Boucek/Mashburn/Dunn: Pediatric heart transplantation after declaration of cardiocirculary death, in: New England Journal of Medicine 359 (2008) 709-714; Veatch, Robert: Donating hearts after cardiac death – reversing the irreversible, ebd. 672-673; Truog, Robert/Miller, Franklin: The dead donor rule and organ transplantation, ebd. 674-675; Bernat, James: The bounda-ries of organ donation after circulatory death, ebd. 669-671; weitere Bei-träge ebd.: Das gesamte Heft Nr.7 vom 14. August 2008 ist der Besprechung dieser Kontroverse gewidmet.

[77] Bernat, James/ Capron, Alexander et al.: The circulatory–respiratory determination of death in organ donation, in: Critical Care Medicine 38 (2010) 963-970

[78] Miller, Franklin/Troug, Robert/Brock, Dan: The dead donor rule. Can it withstand critical scrutiny?, in: Journal of Medicine and Philosophy 35 (2010) 299-312

[79] Truog, Robert/ Cochrane, Thomas: The truth about «donation after cardiac death», in: Journal of Clinical Ethics 17 (2006) 133–136

[80] Troug, Robert: Brain death – too flawed to endure, too ingrained to abandon, in: Journal of Law, Medicine and Ethics 35 (2007) 273-281; ders.: Is it time to abandon brain death?, in: Hastings Center Report 27 (1997) 29-

37; Truog, Robert/Miller, Franklin: The dead donor rule and organ transplantation, in: New England Journal of Medicine 359 (2008) 674-675

[81] Greenberg, Gary: As good as dead, in: The New Yorker vom 13. August 2001

[82] Stoecker, Ralf: Der Tod als Voraussetzung der Organspende? in: Zeitschrift für medizinische Ethik 58 (2012) 99-116

[83] Miller, Franklin/Troug, Robert: Rethinking the ethics of vital organ donations, in: Hastings Center Report 38 (2008) 38-46

[84] Eurotransplant Statistics Report Library

http://statistics.eurotransplant.org

[85] Deutsche Stiftung Organspende (DSO): Angehörige bei Entscheidung nicht allein lassen, Pressemeldung vom 30.01.2012

[86] ebd.

[87] Bundeszentrale für gesundheitliche Aufklärung (BZgA): Repräsentativbefragung: Wissen, Einstellung und Verhalten der Allgemeinbevölkerung zur Organspende (2010)

[88] YouGov Deutschland: Organspendeskandal gefährdet Spendebereitschaft, Umfrage im Auftrag der Deutschen Presseagentur dpa, veröffentlicht am 10. August 2012

[89] Deutsche Stiftung Organspende (DSO): Leitfaden für die Organspende, 3. überarbeitete Auflage, Frankfurt/Main, Oktober 2011

[90] Richtlinie gemäß § 16 Abs. 1 S. 1 Nr. 3 TPG zur ärztlichen Beurteilung nach § 11 Abs. 4 S. 2 TPG, Beschluss durch den Vorstand der Bundesärztekammer vom 26.10.2007, Deutsches Ärzteblatt (2007) A3428-A3430

[91] Leitlinien für die Zusammenarbeit zwischen den Krankenhäusern und der Deutschen Stiftung Organtransplantation zur Steigerung der postmortalen Organspende, Juli 2009

[92] Krause, Peter: Transplantationsmedizin und Ökonomie, in: ders: Organspende ja und nein, Flensburg 2012, 58-65

[93] Deutsche Stiftung Organspende (DSO): Leitfaden für die Organspende, 3. überarbeitete Auflage, Frankfurt/Main, Oktober 2011, S.78 Nr. 7.2.1

[94] Gramm, Hans-Joachim: Hemodynamic responses to noxious stimuli in brain-dead organ donors, in: Intensive Care Medicine 18 (1992)493–495

[95] Sylvia, Claire/Novak, William: A change of heart, New York 1997

[96] Pearsall, Paul/Schwartz, Gary/Russek, Linda: Organtransplantation und das Gedächtnis der Zellen (orig. engl.: Changes in heart transplant recipients that parallel the personalities of their donors, in: Journal of Near-Death Studies 20 [2002]), dt. in: Nexus Magazin 1 (2005) 25-34

[97] Johannes Paul II. benennt unzulässige Bedingungen bei der Organentnahme im Zusammenhang mit den Formen von Euthanasie: «Sie könnten sich zum Beispiel dann ereignen, wenn man, um mehr Organe für Trans-

plantationen zur Verfügung zu haben, die Entnahme dieser Organe vornimmt, ohne die objektiven und angemessenen Kriterien für die Feststellung des Todes des Spenders zu respektieren.» Auch **Benedikt XVI.** hat in seiner Ansprache vom 7.11.2008 an die Teilnehmer am Internationalen Kongress der Päpstlichen Akademie für das Leben «Ein Geschenk für das Leben. Überlegungen zum Problem der Organspende» deutlich gemacht, dass die Achtung vor dem Leben des Spenders immer als primäres Kriterium gelten müsse, und dass eine Organentnahme nur unter der Bedingung des tatsächlichen Todes erlaubt sei. Bei fehlender sicherer Gewissheit müsse das Prinzip der Vorsicht vorherrschen. Nur unter diesen Bedingungen kann in der Organspende ein Akt der Nächstenliebe gesehen werden. Diese Stellungnahmen entsprechen dem Katechismus KKK 2296 und dem Kompendium 476.

[98] Jonas, Hans: Gehirntod und menschliche Organbank. Zur pragmatischen Umdefinierung des Todes, in: Technik, Medizin und Ethik. Zur Praxis des Prinzips Verantwortung, Frankfurt am Main 1985, 233; orig. engl. «Against the stream. Comments on the definition and redefinition of death», in: Philosophical Essays. From ancient creed to technological man, New York 1974, 132-140:138; ders.: Reflections on human experimentation, in: Daedalus 98 (1969) 243-245